U0211090

三孩时代

孕妈妈优生与产前诊断

指导手册

主　审：贺　林
名誉主编：黄荷凤
主　编：翁炳焕

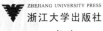
ZHEJIANG UNIVERSITY PRESS
浙江大学出版社
·杭州·

图书在版编目（CIP）数据

三孩时代：孕妈妈优生与产前诊断指导手册 / 翁炳焕主编. -- 杭州：浙江大学出版社，2023.11（2024.12重印）

ISBN 978-7-308-24334-6

Ⅰ. ①三… Ⅱ. ①翁… Ⅲ. ①优生优育－手册②妊娠诊断－手册 Ⅳ. ①R169.1-62②R714.15-62

中国国家版本馆CIP数据核字(2023)第204143号

三孩时代：孕妈妈优生与产前诊断指导手册

主　编　翁炳焕

责任编辑　金　蕾

责任校对　张凌静

封面设计　春天书装

出版发行　浙江大学出版社

（杭州市天目山路148号　　邮政编码　310007）

（网址：http://www.zjupress.com）

排　　版　杭州林智广告有限公司

印　　刷　杭州高腾印务有限公司

开　　本　880mm×1230mm　1/32

印　　张　5.625

字　　数　110千

版 印 次　2023年11月第1版　2024年12月第2次印刷

书　　号　ISBN 978-7-308-24334-6

定　　价　39.00元

《三孩时代：孕妈妈优生与产前诊断指导手册》
编委会

主　　审：贺　林
名誉主编：黄荷凤
主　　编：翁炳焕

编委（按姓氏笔画排序）：

马　裕　　王正平　　王丽雅

卢欢明　　白晓霞　　朱小明

朱瑞建　　严　恺　　李红阁

杨艳梅　　应　俊　　宋勤浩

陈　敏　　陈丹青　　陈松长

罗　琼　　罗玉琴　　姜志芬

贺　林　　钱叶青　　翁炳焕

黄荷凤　　蔡淑萍　　潘　玲

作者简介

主　审

贺　林

　　男，教授，遗传生物学家，中国科学院院士，发展中国家科学院院士，复旦大学生物医学研究院院长，中国遗传咨询分会主任委员，东亚人类遗传学联盟主席，"973"首席科学家，"863"项目负责人，发表SCI论文400多篇，主编和参编专著17部，申请和授权专利20多项。获得美国精神分裂症与抑郁症研究联盟杰出研究者奖、第三世界科学院生物奖，教育部科学技术进步奖一等奖、上海市科技进步奖一等奖、国家自然科学奖二等奖等奖项，以及上海市科技功臣等。

名誉主编

黄荷凤

　　女，教授，中国科学院院士，英国皇家妇产科学院荣誉院士，发展中国家科学院院士，中国医学科学院学部委员，浙江大学医学院附属妇产科医院名誉院长，教育部生殖遗传重点实验室主任，国家生殖遗传培训中心主任，中国优生优育协会副会长，国际生殖遗传学会创会理事，"973"首席科学家，"863"项目负责人，国家科技支撑计划牵头人，国家自然科学基金委员会重大国际合作项目及国家重点研发计划重点专项负责人，在 *Nature* 等期刊发表 SCI 论文 300多篇，获得国家科技进步奖 2 项。

主　编

翁炳焕

　　男，主任技师，在浙江大学医学院附属妇产科医院生殖遗传科（教育部重点实验室）从事产前诊断工作，国家卫生健康委员会临检中心产前筛查与诊断质控专家组成员。多项产前诊断质控设计等成果获国家发明专利、SCI 论文发表或转化应用，主持国家自然科学基金及省部级课题多项，申请中国及美日欧发明专利 100 多项，已授权 50 多项，主编《产前诊断：染色体检查入门手册》。获得中国出生缺陷干预救助基金会科学技术奖二等奖，以及第二届、第七届浙江省青少年英才奖二等奖、三等奖。参与获得国家科技进步奖二等奖及浙江省科技进步奖一等奖。

序

我国政府于 2001 年颁布了《中华人民共和国母婴保健法实施办法》，2002 年制定了《产前诊断技术管理办法》，2005 年将 9 月 12 日定为"中国预防出生缺陷日"。我国卫生部发布的《中国出生缺陷防治报告（2012）》指出，我国出生缺陷的发生率在 5.6% 左右，每年新增出生缺陷儿约 90 万例，已成为突出的公共卫生问题和社会问题。

我国常见的严重出生缺陷包括 21- 三体综合征、18-三体综合征、先天性心脏病、多指（趾）、唇腭裂、神经管畸形、脑积水等。出生缺陷的每年治疗费用及基本生活费用分别高达数百亿元，造成的间接费用达数千亿元。随着我国对出生缺陷防控工作的重视，近年来，各地在建立产前诊断中心后，相继开展了遗传咨询、医学影像、生化免疫、细胞遗传和分子遗传等产前筛查与诊断。通常，产前筛查无创伤性，而产前诊断有创伤性，而且不同方法的费用、准确性、适应证等不同，对于孕妈妈应怎样正确选择产前检查方法，往往难以进行全面咨询，就诊医师也难以代替孕妈妈决定选择哪种产前检测，所以，孕妈妈自身了解各种产前检查方法的优缺点和适应证，能在一定程度上自主做出正确的知情选择就显得很有必要，这就需要为育龄夫妇编撰关于优生与产前检测的读物。

本书适用于育龄夫妇和专业相关的医务人员，或作为优生科普宣传资料，对孕妈妈合理选择优生检测方法、严防出生缺陷具有指导意义。

黄荷凤

中国科学院院士

发展中国家科学院院士

英国皇家妇产科学院荣誉院士

2023 年 5 月 20 日

前　言

　　随着我国"单独二孩""全面二孩"和"全面三孩"政策的实施，我们将迎来孕龄较大的孕妈妈。由于出生缺陷的发生与遗传、环境、孕龄或产前筛查和诊断方法的正确选择密切相关，所以特编写本读物，以普及优生和产前检测常识，指导孕妈妈更好地选择产前筛查、诊断或孕检方法，提高我国的人口质量。

　　精准优生咨询和产前检测是干预出生缺陷的关键环节，选用不适当的检测方法可能会导致漏诊或误诊，而不必要的检测会增加额外费用。

　　孕妈妈常面临诸多疑问：

　　"怎么进行备孕、孕检、产检、产前咨询、遗传咨询、产前筛查、产前诊断？

　　产前筛查、胎儿游离DNA检测、无创基因检测、产前基因检测、产前诊断、胎儿羊水染色体核型分析是什么意思？

　　我应该怎样正确选择？

　　羊水穿刺有哪些风险？

在什么情况下要做有风险的羊水穿刺？

是否要做基因芯片或家系分析？

相关的产前检测的费用是多少？

......"

孕妈妈较难当面向专科医生一次性咨询如此多的问题，因此，我们组织以浙江大学医学院附属妇产科医院为主的国内专家编写本书，围绕优生与产前筛查、优生与产前诊断、优生与分子诊断、优生与实验检查、优生与超声检查、优生与遗传常识、优生与生殖常识、优生与产前检查、优生与遗传咨询、优生与环境因素十个方面展开，以求能较全面地解答优生咨询，方便孕妈妈随时随地查阅，获得优生指导，并在了解自身情况的基础上，精准优选适合自己的优生检查、产前筛查或诊断方法。

本书由浙江大学医学院附属妇产科医院生殖遗传科（教育部重点实验室）党支部牵头编写。感谢浙江大学医学院附属妇产科医院党委书记吕卫国教授和院长汪辉教授的支持！感谢树兰医院应俊老师对本书图片编辑所作的贡献！

翁炳焕

浙江大学医学院附属妇产科医院

2023 年 5 月 20 日

目　录

第一章　优生与产前筛查　　　　　　　　　1

1. 什么叫产前筛查?　　　　　　　　　　　3

2. 常规产前筛查的方法有哪些?　　　　　3

3. 什么叫唐氏筛查?　　　　　　　　　　　3

4. 唐氏筛查标本的采集是什么时候? 何时出报告?　　4

5. 唐氏筛查有何优点?　　　　　　　　　4

6. 唐氏筛查的结果准确吗?　　　　　　　4

7. 唐氏筛查不适合哪些孕妈妈?　　　　5

8. 唐氏筛查适合哪些孕妈妈?　　　　　5

9. 唐氏筛查的低风险报告单, 怎么看?　　6

10. 唐氏筛查的高风险报告单, 怎么看?　　6

11. 怎样理解唐氏筛查的临界风险?　　　7

12. 唐氏筛查为高风险时, 孕妈妈该怎么办?　　8

13. 唐氏筛查为高风险, 孕妈妈又不想做
　　羊水穿刺时, 该怎么办?　　　　　　8

14. 怎样看待低风险的唐氏筛查报告?　　8

15. 怎样看待临界风险的唐氏筛查报告?　　9

16. 什么叫高通量基因测序?　　　　　　9

17. 什么叫无创基因检测?　　　　　　　9

18. 无创基因检测有何优点?　　　　　　10

19. 无创基因检测误诊, 有赔偿吗?　　　10

20. 无创基因检测的费用高吗?　　　　　　　　　　11

21. 无创基因检测的结果准确吗?　　　　　　　　　11

22. 无创基因检测有何局限性?　　　　　　　　　　11

23. 哪些孕妈妈可选择无创基因检测?　　　　　　　12

24. 哪些孕妈妈需知情选择无创基因检测?　　　　　12

25. 无创基因检测不适合哪些孕妈妈?　　　　　　　13

26. 孕妈妈在选择无创基因检测时应注意什么?　　　13

27. 孕妈妈应到哪些单位咨询产前筛查(诊断)?　　14

28. 无创基因检测标本的采集是什么时候?

　　何时出报告?　　　　　　　　　　　　　　　15

29. 无创基因检测是在哪些单位做的?　　　　　　　15

30. 无创基因检测标本的运送会影响检测结果吗?　16

31. 孕妈妈被通知重新抽血时,是无创基因检测

　　结果异常吗?　　　　　　　　　　　　　　　16

32. 怎样判读低风险的无创基因检测结果?　　　　　17

33. 怎样处理低风险的无创基因检测结果?　　　　　17

34. 怎样判读高风险的无创基因检测结果?　　　　　18

35. 无创基因检测结果为高风险,怎么办?　　　　　18

36. 无创基因检测高风险的孕妈妈,应注意什么?　　19

第二章　优生与产前诊断　　　　　　　　　　　21

37. 哪些医院设有产前诊断中心并有产前诊断资质?　23

38. 什么叫产前诊断?　　　　　　　　　　　　　　23

39. 常规的产前诊断方法有哪些?　　　　　　　　　23

40. 为什么要做绒毛穿刺产前诊断?　　　　　　　　24

41. 为什么要做羊水穿刺产前诊断? 　24

42. 为什么要做脐血穿刺产前诊断? 　25

43. 产前诊断的指征是什么? 　26

44. 怎样预约和准备产前诊断? 　27

45. 在产前诊断前应做哪些术前六项检查? 　27

46. 孕妈妈在预备产前诊断时应注意什么? 　28

47. 在产前诊断中羊水或脐血穿刺, 什么时候合适
　进行? 　29

48. 羊水或脐血穿刺有哪些风险? 　29

49. 孕妈妈担心羊水穿刺有道理吗? 　30

50. 哪些孕妈妈不宜做产前诊断的羊水或脐血穿刺? 　31

51. 产前诊断的结果是怎样得到的? 　31

52. 多久才能取羊水或脐血穿刺的产前诊断报告单? 　32

53. 怎样看羊水或脐血穿刺产前诊断的报告单? 　32

54. 染色体多态性是不正常的形态吗? 　33

55. 产前筛查和诊断能检出哪些疾病? 　33

56. 为什么要在产前检查这些疾病? 　34

57. 21- 三体综合征、18- 三体综合征和
　13- 三体综合征的发病率高吗? 　34

58. 目前, 最常用的产前诊断(筛查)项目有哪些? 　35

59. "我"应该怎样选择产前诊断(筛查)项目? 　36

60. 能为孕妈妈提供产前诊断(筛查)的优选图示吗? 　38

第三章　优生与分子诊断 　41

61. FISH 检测能发现哪些低智儿? 　43

62. 为什么在产前诊断中要附加 FISH 检测？　43

63. FISH 检测对孕妈妈有什么好处？　43

64. 孕妈妈在接到产前 FISH 检测结果通知时，
应注意什么？　44

65. 孕妈妈可以拒绝做产前 FISH 检测吗？　45

66. 怎样看产前 FISH 检测报告？　45

67. 基因、DNA 和染色体之间的关系是什么？　47

68. 常见的单基因病有哪些？　47

69. 孕产前单基因病检测的主要对象有哪些？　47

70. 怎样进行单基因病检测？　48

71. 用什么方法检测单基因病？　48

72. 单基因病可以在哪些单位检测？　49

73. 单基因病检测结果可以作为确诊依据吗？　49

74. 孕妈妈在进行单基因病检测时应注意什么？　50

75. 什么叫基因芯片？　50

76. 什么叫单核苷酸多态性？　51

77. 目前的各种产前检查方法各有哪些优缺点？　51

第四章　优生与实验检查　53

78. 孕妈妈需做的相关的实验室检查有哪些？　55

79. 什么叫 TORCH 检查？　55

80. TORCH 检查的时间是什么时候？
怎样判读结果？　55

81. TORCH 相关病毒的致病性如何？　56

82. 怎样预防 TORCH 相关的病原感染？　56

83. 为什么要检查孕妈妈和胎儿的血型?　　57

84. ABO 血型是怎样遗传的?　　57

85. 发生母胎血型不合溶血病的概率高吗?　　58

86. 怎样预防和处理母胎血型不合溶血病?　　59

第五章　优生与超声检查　　61

87. 孕妈妈应在什么时候进行超声检查?　　63

88. 哪些孕妈妈需要做超声检查?　　63

89. 产前超声检查通常包括哪些项目?　　64

90. 双顶径是什么意思?　　65

91. 产前超声检查能筛查哪些染色体病?　　66

第六章　优生与遗传常识　　67

92. 什么是遗传病?　　69

93. 人类遗传病有哪些?　　69

94. 染色体数目异常是怎样发生的?　　70

95. 有哪些常见的染色体数目异常?　　71

96. 有哪些常见的染色体结构异常?　　72

97. 什么是单基因遗传病及其分类?　　72

98. 常染色体显性遗传病的特点是什么?　　72

99. 常染色体显性遗传病有哪些?　　73

100. 常染色体隐性遗传病是什么?　　73

101. 常染色体隐性遗传病的特点有哪些?　　73

102. 常染色体隐性遗传病有哪些?　　74

103. X 连锁遗传病的特点有哪些? 74

104. X 连锁遗传病有哪些? 75

105. 多基因遗传病及其特点分别是什么? 75

106. 常见的多基因遗传病有哪些? 76

第七章 优生与生殖常识 77

107. 什么是卵子和卵泡? 79

108. 育龄妇女是怎样排卵的? 79

109. 怎样监测排卵? 80

110. 什么是易孕期? 81

111. 什么是精子和精液? 81

112. 胚胎是怎样形成的? 82

113. 什么是不育不孕症? 何时就诊? 83

114. 男性不育, 应做哪些检查? 84

115. 女性不孕, 应做哪些检查? 84

116. 应如何预防不孕不育? 85

117. 治疗不孕不育的方法有哪些? 85

118. 什么是人工授精? 86

119. 什么是试管婴儿? 87

120. 怎样做婚前优生咨询? 87

121. 怎样做孕前优生咨询? 88

第八章 优生与产前检查 89

122. 怎样做孕期优生咨询? 91

123. 怎样做孕早期的优生检查? 93

124. 怎样做孕中期的优生检查？　93

125. 怎样做孕晚期的优生检查？　94

126. 怎样做孕足月的优生检查？　94

127. 孕期做多少次 B 超检查为宜？　95

128. B 超、三维 B 超、四维 B 超有什么不同？　95

129. 什么叫胎心监护？　96

130. 为什么要做胎心监护？　96

131. 孕妈妈怀孕 1～3 个月内，应注意什么？　97

132. 孕妈妈应该知道哪些孕期常识？　98

133. 怎样选择顺产或剖宫产？　99

第九章　优生与遗传咨询　101

134. 21- 三体综合征，你了解吗？　103

135. 18- 三体综合征，你了解吗？　105

136. 13- 三体综合征，你了解吗？　106

137. Turner 综合征（45,X），你了解吗？　108

138. XXX 综合征，你了解吗？　109

139. Klinefelter 综合征（47,XXY），你了解吗？　111

140. 47,XYY, 你了解吗？　112

141. 猫叫综合征，你了解吗？　114

142. 染色体易位，你了解吗？　114

143. 染色体多态性产前咨询，你了解吗？　116

144. 常见的染色体多态性，你了解吗？　118

145. 染色体微缺失或微重复基因芯片检测
的解读，你了解吗？　130

146. 单核苷酸多态性基因芯片检测的解读，
你了解吗？ 131

147. DNA 序列测定的解读，你了解吗？ 131

148. 苯丙酮尿症，你了解吗？ 132

149. 杜氏进行性肌营养不良，你了解吗？ 133

150. 血友病，你了解吗？ 133

151. 色盲，你了解吗？ 134

152. 耳聋，你了解吗？ 134

153. 多囊肾，你了解吗？ 135

154. Williams 综合征，你了解吗？ 135

155. 脆性 X 综合征，你了解吗？ 136

156. DiGeorge 综合征，你了解吗？ 136

157. 罕见病，你了解吗？ 137

158. 怎样预防罕见病的出生？ 137

159. 什么是出生缺陷？ 138

160. 什么是出生缺陷的一级预防？ 138

161. 什么是出生缺陷的二级预防？ 138

162. 什么是出生缺陷的三级预防？ 139

163. 影响优生的遗传病有哪些？ 139

164. 哪些夫妇要做孕产前遗传咨询？ 139

第十章　优生与环境因素 141

165. 影响优生的主要因素有哪些？ 143

166. 影响优生的微生物因素有哪些？ 143

167. 病毒性肝炎会引起母婴传播吗？ 143

168. 能预防乙肝的母婴传播吗? 144

169. 梅毒会引起母婴传播吗? 145

170. 淋病会引起母婴传播吗? 145

171. 影响优生的物理因素有哪些? 145

172. 影响优生的职业因素有哪些? 146

173. 影响优生的化学因素有哪些? 146

174. 影响优生的母体健康因素有哪些? 146

175. 影响优生的胎盘因素有哪些? 147

176. 缺氧对优生的影响有哪些? 147

177. 环境毒性与自然流产的关系是什么? 147

178. 影响胎儿发育和致畸的主要因素有哪些? 147

179. 与妊娠高血压疾病相关的化学因素是什么? 148

180. 与胎儿宫内窘迫相关的化学因素是什么? 148

181. 与流产、早产和分娩无力相关的化学因素
是什么? 148

182. 含有毒化学物质的母乳喂养对婴儿健康
的影响是什么? 149

183. 怎样预防日常生活中摄入高氟? 149

184. 怎样避免接触常见的有毒化学物? 149

185. 怎样预防铅中毒? 150

186. 农药对胎儿有何毒性作用? 150

187. 已知对胎儿有不良影响的药物有哪些? 150

188. 已知致畸的药物有哪些? 151

189. 妊娠期忌用的药物有哪些? 151

190. 孕妈妈受 X 线照射后会影响胎儿吗? 151

191. 因 X 线照射而终止妊娠的指征是什么?　152

192. 超声检查对胎儿有影响吗?　152

193. 噪声会影响胎儿的健康吗?　152

194. 高热对胎儿有致畸作用吗?　153

195. 怎样预防高热对胎儿的致畸作用?　153

196. 吸烟会影响优生吗?　154

197. 饮酒会影响优生吗?　154

198. 咖啡因会影响优生吗?　154

199. 孕期需要哪些营养?　155

200. 孕期应怎样安排合理的营养?　157

参考文献　158

优生与产前筛查

1. 什么叫产前筛查?

答:产前筛查通常是指在产前的特定时间,抽取孕妇的外周血,进行某些成分的检测,根据检测结果推测胎儿患某种疾病的可能性,给出高风险或低风险的报告。高风险表示胎儿患相应疾病的可能性大,但不表示一定患有该病,需进一步确诊。低风险表示胎儿患相应疾病的可能性小,但不表示一定不患有该病。

2. 常规产前筛查的方法有哪些?

答:通常所说的产前筛查是指常规产前筛查,包括唐氏筛查或胎儿无创基因检测(non-invasive prenatal testing,NIPT)。广义上的产前筛查还包括胎儿畸形筛查、颈后透明层(nuchal translucency,NT)筛查、地中海贫血筛查、妊娠糖尿病筛查、某些基因检测等。

3. 什么叫唐氏筛查?

答:唐氏筛查是一种传统的检查方法,按照孕期时间可分为早孕期筛查和中孕期筛查;按照筛查策略,可分为早中孕联合筛查和序贯筛查。通过检测孕妇血清中的甲胎蛋白(alpha fetoprotein,AFP)、绒毛膜促性腺激素(human chorionic gonadotophin，HCG）和妊娠相关蛋白A（PAPP-A）等的含量，结合孕妇的年龄、采血时的孕周及体重等因素，间接推算出胎儿患21-三体综合征、18-三体综合征及神经管缺陷的风险度（可能性大小）。

4. 唐氏筛查标本的采集是什么时候？何时出报告？

答：通常在妊娠14～20周时，孕妈妈到当地医院的妇产科门诊咨询，可在当地医院抽取静脉血3～5mL（不要求空腹）。然后，医院将血样转送到地、市级产前诊断中心检测，或转送到事先划定的定点单位检测。一般为1～2周后出报告，孕妈妈等接到通知后或按约定时间取报告后，再找医生咨询。

5. 唐氏筛查有何优点？

答：唐氏筛查的优点是对胎儿无创伤性，费用低（约100元/人次），有的地区还可以免费做唐氏筛查。

6. 唐氏筛查的结果准确吗？

答：唐氏筛查的结果的准确性较差，漏检率约为

30%～40%，只能检出60%～70%的21-三体综合征和18-三体综合征，以及85%～90%的神经管缺陷，假阳性率约为5%。另外，血清学筛查无法检查21号、18号染色体的结构异常以及其他染色体的结构和数目异常。如染色体的易位、缺失、重复、倒位等结构异常，均无法检出。

7. 唐氏筛查不适合哪些孕妈妈?

答：年龄在35周岁以上，或夫妇任何一方生育过染色体异常儿，或夫妇任何一方为染色体异常携带者，或有超声检查提示染色体病的指征以及有相关遗传病家族史等的孕妈妈，均不适合进行唐氏筛查，应直接进行羊水穿刺的产前诊断。

8. 唐氏筛查适合哪些孕妈妈?

答：年龄在35周岁以下、没有第7条问答所述的不适合的筛查指征，超声及其他检查也没有提示胎儿有染色体异常的可能，则可以选择唐氏筛查，但其结果只能作为初步判断。

9. 唐氏筛查的低风险报告单,怎么看?

答:血清学筛查用于预测21-三体综合征、18-三体综合征和神经管缺陷(neural tube defects,NTD)的风险度。低风险表示患病的可能性较小,如表1.1中的数据分别表示NTD筛查阴性,判断为低风险;21-三体综合征的风险度为1/5183,小于参考值(<1/270),判断为低风险;18-三体综合征的风险度为1/3109,小于参考值(<1/350),判断为低风险。

表1.1 唐氏筛查报告单1

项目名称	结果	单位	MOM 值①	参考值
NTD 风险	筛查阴性			筛查阴性,属于低风险; 筛查阳性,属于高风险
21-三体综合征的风险	1/5183			< 1/270,属于低风险; ≥ 1/270,属于高风险
18-三体综合征的风险	1/3109			< 1/350,属于低风险; ≥ 1/350,属于高风险

注:① MOM 值为中位数值,指某个测试浓度除以某分析物的预期(正常)中间浓度。

10. 唐氏筛查的高风险报告单,怎么看?

答:如表1.2中的数据分别表示NTD筛查阳性,判断为高风险;21-三体综合征的风险度为1/123,大于参考值(≥1/270),判断为高风险;18-三体综合征的风险度为1/110,大于参考值(≥1/350),判断为高风险。

表1.2 唐氏筛查报告单2

项目名称	结果	单位	MOM 值	参考值
NTD 风险	筛查阳性			筛查阴性，属于低风险； 筛查阳性，属于高风险
21-三体综合征的风险	1/123			< 1/270，属于低风险； ≥ 1/270，属于高风险
18-三体综合征的风险	1/110			< 1/350，属于低风险； ≥ 1/350，属于高风险

11. 怎样理解唐氏筛查的临界风险？

答：如表1.3中的数据分别表示21-三体的风险度（1/843）在临界风险（1/1000 ≤ 21-三体综合征的风险值 < 1/270），18-三体综合征的风险度（1/453）也在临界风险（1/1000 ≤ 18-三体综合征的风险值 < 1/350）。

表1.3 唐氏筛查报告单3

项目名称	结果	单位	MOM 值	参考值
NTD 风险	筛查阴性			筛查阴性，属于低风险； 筛查阳性，属于高风险
21-三体综合征的风险	1/843			< 1/270，属于低风险； ≥ 1/270，属于高风险
18-三体综合征的风险	1/453			< 1/350，属于低风险； ≥ 1/350，属于高风险

特别提醒：您的21-三体综合征的风险为临界风险（1/1000 ≤ 21-三体综合征的风险值 < 1/270），18-三体综合征的风险（1/453）为临界风险（1/1000 ≤ 18-三体综合征的风险值 < 1/350），请到专科门诊就诊。

12. 唐氏筛查为高风险时，孕妈妈该怎么办?

答: 唐氏筛查为高风险的孕妈妈, 应及时到遗传咨询门诊、胎儿医学门诊或产科专家门诊就诊, 找具有产前诊断资质的专家咨询, 最好是直接到设有产前诊断中心的医院, 寻求有资质的相关科室和专家咨询并开具检查单, 提前预约, 及时做羊水或脐血穿刺。如果超过了羊水穿刺的期限 (一般为18 ~ 22周), 则建议进行脐带血穿刺 (一般为24 ~ 26周)。然后, 进行羊水细胞培养和染色体核型分析, 以便排除或确诊。

13. 唐氏筛查为高风险, 孕妈妈又不想做羊水穿刺时, 该怎么办?

答: 有些孕妈妈担心羊水穿刺或脐静脉穿刺有致胎儿流产等风险, 不想做这些有创的产前诊断, 那就需要在通读本书以下所述的各种产前检查方法的优缺点的基础上, 进行优选。孕妈妈可以考虑做无创基因检测, 然后按本书以下所述的无创基因检测的处理方法进行。

14. 怎样看待低风险的唐氏筛查报告?

答: 唐氏筛查的结果为低风险, 说明胎儿患相应疾病的可能性较小，但由于该方法为筛查项目，而且准确性较差，所以要找有资质的专家咨询，结合超声检查等进行综合分析和随访检查。另外，血清学的筛查结果为低风险者，可接着做胎儿无创基因检测，然后按无创基因检测的结果进行处理。

15. 怎样看待临界风险的唐氏筛查报告?

答：临界风险，其实是属于低风险的范围，只是接近高风险而已。因近年来无创基因检测的开展，才把接近高风险的结果圈定为临界风险，并建议进一步进行无创基因检测。

16. 什么叫高通量基因测序?

答：高通量基因测序是指，能并行对几十万到几百万条DNA分子进行序列测定，以检测组成DNA的单核苷酸有无增加、减少或替换，即发现基因的突变，用于基因病的诊断及产前无创基因检测。

17. 什么叫无创基因检测?

答：胎儿无创基因检测（non-invasive prenatal testing，

NIPT）的全称为母血浆胎儿游离DNA产前无创基因检测。该项检查是近年来开展的新项目，是指通过提取孕妈妈血浆的胎儿游离DNA，进行高通量基因测序，并将测序数据比对到相应的染色体参照序列上，进行生物学分析，得出胎儿患21-三体综合征、18-三体综合征、13-三体综合征的风险度，目前还能额外预测其他染色体的某些异常。

18. 无创基因检测有何优点？

答：无创基因检测的最大优点是对胎儿无创伤性。它是抽取孕妈妈的外周血，提取胎儿的游离DNA，然后进行检测，无须预约，随到随做。

19. 无创基因检测误诊，有赔偿吗？

答：在检测前签订保险索赔协议，就21-三体综合征、18-三体综合征、13-三体综合征而言，如果因无创基因检测漏诊而致相应患儿出生者，则可获得保险赔付（具体金额根据保险赔付的协议条款，一般为30万/人~42万/人）；如果检测结果为高风险并经产前诊断确诊后引产而避免患儿出生者，可退回无创基因检测的费用。有些公司的这种赔偿还延伸到其他某些染色体病的检查上。当然，如果检测结果为高风险，孕妈妈自己不按产前诊断的流程进一步检查，那后果自负。

20. 无创基因检测的费用高吗?

答:目前,无创基因检测的费用较高,虽然现在国内有些地区已降至1300元/人次,但大多数地区的收费仍为1500元/人次。无创基因检测拓展版的费用一般在2000元/人次以上。希望不久会普遍降价,其会成为产前普检项目。

21. 无创基因检测的结果准确吗?

答:无创基因检测的准确性高,被称为精准产前筛查。通常检测21-三体的准确性达99%以上,检测18-三体的准确性达97%以上,检测13-三体的准确性达90%以上,远高于检出率为60% ~ 70%的血清学筛查。目前,还能额外检测出常染色体和性染色体的数目异常以及重复、缺失等的结构异常。

22. 无创基因检测有何局限性?

答:虽然无创基因检测的准确性远高于血清学筛查,且被称为产前精准筛查,但仍不能作为产前诊断。因为它对21-三体、18-三体、13-三体的检测结果仍然分别有<1%、<3%和<10%的误差,目前仍不能对所有的染色体进行全面的分析。

23. 哪些孕妈妈可选择无创基因检测?

答: 孕 12 ~ 26 周的孕妈妈都能选择无创基因检测。尤其适合于以下情况。

（1）血清学筛查、影像学检查显示为常见染色体非整倍体临界风险的孕妈妈，即: $1/1000 \leqslant$ 21-三体综合征的风险值 $< 1/270$; $1/1000 \leqslant$ 18-三体综合征的风险值 $< 1/350$。

（2）有介入性产前诊断禁忌证的孕妈妈，如先兆流产、发热、出血倾向、感染未愈等。

（3）就诊时患者为孕 20 周以上，已错过血清学产前筛查的最佳时机或错过常规产前诊断时机的孕妈妈。

24. 哪些孕妈妈需知情选择无创基因检测?

答:（1）血清学产前筛查有高风险的孕妈妈; 预产期年龄 $\geqslant 35$ 岁的高龄孕妈妈; 有其他直接产前诊断指征的孕妈妈。

（2）孕周 < 12 周的孕妈妈。

（3）高体重（体重 $> 100kg$）的孕妈妈。

（4）通过体外受精-胚胎移植方式受精的孕妈妈。

（5）双胎妊娠的孕妈妈、合并恶性肿瘤的孕妈妈。

25. 无创基因检测不适合哪些孕妈妈?

答:(1)不适合染色体核型为嵌合体、易位、微缺失、微重复、倒位等结构异常的孕妈妈。

(2)不适合多胞胎的孕妈妈,以及有染色体非整倍体的孕妈妈、接受过异体输血、移植手术、干细胞治疗、免疫治疗等的孕妈妈。

26. 孕妈妈在选择无创基因检测时应注意什么?

答:(1)要委托给品牌较好的公司:目前行业内较为认可的公司有华大基因、贝瑞和康、博奥生物、达安基因等公司。

(2)到品牌较好的医院就诊:品牌好的医疗机构,在产前筛查方法的选择、标本采集和运送等方面运作得相对规范,如有问题,则易于合理解决。

(3)找有产前诊断资质的专家咨询:精通专业知识的医师能在综合分析的基础上,正确地引导孕妈妈选择最佳的产前检查方法,可以避免误导。

(4)孕妈妈应该知道,目前各级医院接收的无创基因检测标本,都是被转送给公司来完成检测的。所以,选择合适的产前筛查方法并把标本转交给品牌较好的公司检测,是挺关键的。

（5）目前，国内各家公司接收无创基因检测标本的价格不一致，一般在1300元/人次 ~ 2400元/人次，有个别地区已经为1400元/人次。

（6）孕妈妈如果能够读懂本书的内容，可以根据自身情况，自行选择适合自己的最佳的产前筛查方法，并与品牌较好的公司建立联系。

（7）产前筛查或诊断的咨询资格，要经严格的审批和授权。有些医疗机构规定，只有副主任医师及以上资质的专家，才能胜任有关产前筛查和诊断的咨询工作并进行引导，孕妈妈最好不要接受公司营销人员的直接咨询和采集血样。

27. 孕妈妈应到哪些单位咨询产前筛查（诊断）？

无创基因检测和产前诊断的资质，须经国家卫生健康委员会及相关主管部门的严格审批。其中，浙江省在浙江大学医学院附属妇产科医院设立了1家省级产前诊断中心，在各地级市各设立了1家产前诊断中心，目前又审批了浙江大学医学院附属妇产科医院、杭州市妇幼保健院、温州市中心医院、宁波市妇女儿童医院、嘉兴市妇幼保健院为浙江省产前无创基因检测的首批试点单位。孕妇可找有资质的机构就诊。

28. 无创基因检测标本的采集是什么时候? 何时出报告?

答: 这种无创基因检测, 通常在孕 12 ~ 26 周时, 用专用管(streck 专用管)抽取孕妇 5mL 的静脉血液(不要求孕妈妈空腹), 抽血后立即上下颠倒抗凝管 8 ~ 10 次以混匀, 如果拖延混匀的时间, 则易造成检测失败。然后, 将其置于常温(18℃ ~ 25℃)下, 72 小时内送检。如果外界温度超过 35℃, 可用两层泡沫箱, 在中间层放入冰袋, 运输送检; 亦可以用 EDTA(ethylene diamine tetraacetic acid, 乙二胺四乙酸)抗凝管抽血, 抽好后及时送检。较好的采血管的价格较高, 可在常温下运输和保存血液较长时间, 不影响检测结果, 而某些采血管保存血液的时间较短。出报告的时间, 一般为 1 ~ 2 周。

29. 无创基因检测是在哪些单位做的?

答: 目前都是由有资质的医疗单位采集孕妇的血液标本, 并将其转送给有资质的公司完成检测, 检测公司将检测结果反馈到医疗单位, 然后孕妈妈再到医疗单位取检测报告。有资质的大医院通常设有 1 家或数家公司的检测点, 可在抽血后直接分离保存 DNA、定期检测。目前, 有些没有设立公司检测点的医院在抽血后用快递邮寄给公司检测。所以，条件许可的话，可直接到设有公司检测点的大医院进行采血检测。

30. 无创基因检测标本的运送会影响检测结果吗?

答：只要按规定操作，一般不会影响检测结果。无创基因的检测过程有质量控制系统，如果在操作过程中发现DNA降解等原因影响了检测结果，会采取重新取样检测等方法解决，否则如果出现误诊，检测公司是要赔偿损失的（合同签订的特定病例的误诊赔偿费为42万元/人次）。孕妈妈最需要注意的是要选择品牌单位。

31. 孕妈妈被通知重新抽血时, 是无创基因检测结果异常吗?

答：有少数孕妈妈，在无创基因检测中，因标本中能提取的DNA量少，达不到检测要求的DNA量，就会影响检测结果的准确性。为了保证检测结果的准确性，需要重新抽取血液标本。这与检测结果正常或异常一般没有关系，孕妈妈可千万不要有心理负担。

32. 怎样判读低风险的无创基因检测结果?

答:如表1.4所示,主要看参考范围,只要小于参考范围,就判定为低风险。如表1.4中的数据分别表示13–三体综合征的风险度为1/926052,小于参考范围(＜1/20),判断为低风险;18–三体综合征的风险度为1/244185,小于参考范围(＜1/20),判断为低风险;21–三体综合征的风险度为1/2674406,小于参考范围(＜1/20),判断为低风险。

表1.4 判读低风险的无创基因检测结果

序号	检测项目	三体风险指数	参考范围	胎儿的三体风险
1	13–三体综合征	1/916052	＜1/20	低风险
2	18–三体综合征	1/244185	＜1/20	低风险
3	21–三体综合征	1/2674406	＜1/20	低风险

33. 怎样处理低风险的无创基因检测结果?

答:因为无创基因检测的准确性高,低风险的结果一般可以基本排除被检查的疾病,无须进行后续处理。但它对21–三体综合征、18–三体综合征、13–三体综合征的检测结果仍然分别有＜1%、＜3%和＜10%的误差,以及不能对所有的染色体进行全面分析,所以最好还是要找专家医师咨询。

34. 怎样判读高风险的无创基因检测结果?

答：如表1.5所示，主要看参考范围，只要大于参考范围，就判定为高风险。如表1.5中的数据分别表示13-三体综合征的风险度为1/1.01，大于参考范围（＜1/20），判断为高风险；18-三体综合征的风险度为1/20，大于参考范围（＜1/20），判断为高风险；21-三体综合征的风险度为1/20，大于参考范围（＜1/20），判断为高风险。

表1.5　判读高风险的无创基因检测结果

序号	检测项目	三体风险指数	参考范围	胎儿的三体风险
1	13-三体综合征	1/1.01	＜1/20	高风险
2	18-三体综合征	1/20	＜1/20	高风险
3	21-三体综合征	1/20	＜1/20	高风险

35. 无创基因检测结果为高风险, 怎么办?

答：无创基因检测的结果以风险度表示，风险度表示患有相应疾病的可能性大小。因无创基因检测被称为高精准的产前筛查，所以若结果为高风险者，一定要高度重视，及时到设有产前诊断中心的医院，找有资质的遗传咨询门诊、胎儿医学门诊或产科专家医师咨询，开具羊水染色体检查申请单，提前预约，及时做羊水穿刺（有创产前诊断）进行确诊。如果超过了羊水穿刺的期限（一般为18～22周），则预约脐带血穿刺（一般为24 ~ 26周），然后按时获取产前诊断报告单，再找上述专家医师咨询。

36. 无创基因检测高风险的孕妈妈,应注意什么?

答：孕妈妈应特别注意及时到设有产前诊断中心的医院，寻求有资质的相关科室和专家医师咨询，因为无创基因检测高风险的孕妈妈，必须做进一步的产前诊断。产前诊断的标本不像产前筛查的标本，是不可以转送的。一般来说，各产前诊断中心只认可本院（或特指医院）开具的产前诊断申请单及采集的产前诊断标本。所以，孕妈妈必须寻求设有产前诊断中心的医院及专家咨询，才是有效的。

优生与产前诊断

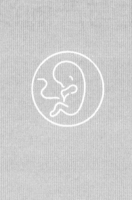

37. 哪些医院设有产前诊断中心并有产前诊断资质?

答: 设有产前诊断中心的医院具有产前诊断的资格, 产前诊断中心须经卫生主管部门严格审批。一般每个省会城市设立1家省级产前诊断中心, 各地级市分设1家地市级产前诊断中心。如浙江省产前诊断中心设在浙江大学医学院附属妇产科医院内, 宁波市产前诊断中心设在宁波市妇儿医院内, 台州市产前诊断中心设在台州医院内。这些医院就具有产前诊断的资格。

38. 什么叫产前诊断?

答: 产前诊断又称宫内诊断, 是采用医学遗传学、超声影像学、分子诊断学等方法预测胎儿是否有先天性疾病, 为是否继续妊娠提供科学的依据。

39. 常规的产前诊断方法有哪些?

答: 常规的产前诊断方法有绒毛穿刺的产前诊断(绒毛细胞染色体核型分析)、羊水穿刺的产前诊断(羊水细胞染色体核型分析)、脐血穿刺的产前诊断(染色体核型分析)。这些常规的产前诊断方法对母胎有创伤性, 需严格掌握产前诊断的指征。

☝ 40. 为什么要做绒毛穿刺产前诊断?

答:绒毛穿刺产前诊断可用于早期的产前诊断,通常在孕 11 ~ 14 周时,经绒毛膜穿刺来抽取绒毛(图 2.1),从而进行细胞培养、染色体制备和核型分析,最后作出染色体是否正常的诊断报告。绒毛穿刺对象是具有明确产前诊断指征的孕妈妈。一般需 2 ~ 3 周出具报告结果。

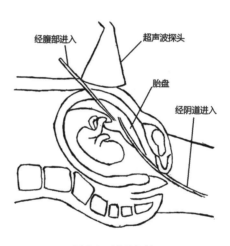

经腹部进入　　　　超声波探头

胎盘

经阴道进入

图 2.1　绒毛穿刺

☝ 41. 为什么要做羊水穿刺产前诊断?

答:羊水穿刺产前诊断已广泛应用于各产前诊断中心,常用于高龄孕妈妈、产前筛查为高风险的孕妈妈、染色体异常携带者或生育过染色体异常患儿等孕妈妈的产前染色体病确诊。通常在孕 18 ~ 22 周时，经羊水穿刺抽取羊水（图 2.2）进行实验诊断。

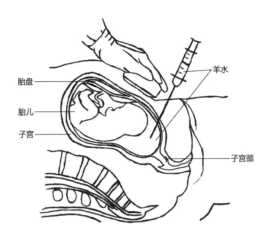

胎盘

胎儿

子宫

羊水

子宫颈

图 2.2 羊水穿刺

42. 为什么要做脐血穿刺产前诊断?

答：高龄孕妈妈、产前筛查高风险等孕妈妈因某些原因超过了羊水穿刺产前诊断的期限（孕 18 ~ 22 周），但又必须作出诊断，此时就采用孕 24 ~ 26 周的脐血进行产前诊断（图 2.3）。当在羊水穿刺产前诊断中发现可疑结果时，也需抽取脐带血进行染色体复查。

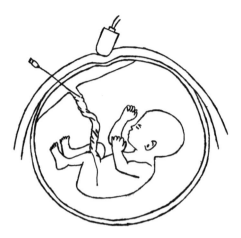

图 2.3　脐血穿刺

43. 产前诊断的指征是什么?

答:《产前诊断技术管理办法》(卫生部令第33号)等有关文件规定,须符合下列之一的指征才能进行产前诊断。

(1)孕妈妈35周岁以上。

(2)血清学筛查或无创基因检测为高风险。

(3)夫妇任一方携带异常染色体或生育过染色体异常患儿。

(4)曾有原因不明的自然流产、畸胎、死胎、新生儿死亡史。

(5)孕早期接触过致畸物质。

(6)超声检查发现胎儿异常。

（7）有遗传病家族史或曾分娩过严重的先天缺陷儿，即夫妇携带同一种常染色体隐性遗传病基因，孕妈妈携带 X 连锁隐性遗传病基因和生育过单基因遗传病患儿。

（8）羊水过多或者过少。

44. 怎样预约和准备产前诊断?

答：具有产前诊断指征的孕妈妈，找到设有产前诊断中心的医院，持有效证件及相关检查单等，挂（网上预约）从事产前诊断科室（遗传咨询门诊、胎儿医学门诊、产科门诊）的专家（副主任医师及以上）号，当面咨询。根据医生开具的产前诊断申请单，孕妈妈在仔细研读（知情同意书）后，充分了解产前诊断的目的、风险，本人签字，再到指定的地方缴费和提前预约。

45. 在产前诊断前应做哪些术前六项检查?

答：在羊水穿刺或脐带血穿刺前7天内，孕妈妈需在预约穿刺单位认可的医院检验科抽血来做血常规、血型（ABO 和 Rh）、血凝（凝血功能）、乙肝表面抗原（阳性者加做乙肝 DNA）、梅毒、艾滋病的术前六项检查。如有指标异常，则需经医生处理后方可进行穿刺。

⑤ 46. 孕妈妈在预备产前诊断时应注意什么?

答:孕妇要遵医嘱做好准备,备用必需品,需有亲人陪同。产前诊断的预约时间宜早不宜迟,虽然羊水和脐血的穿刺时间分别为孕20～22周、孕24～27周,但被约满后就难以预约了。羊水或脐血穿刺前以及术前六项检查前都应该提前吃东西,以免挨饿。穿刺手术以及术前检查都无须空腹。在术前六项检查时要适当休息10分钟后抽血,因为运动、进食、紧张等好多因素均会使孕妈妈本来就生理性增高的白细胞数值更高。通常,白细胞数值在上午较下午低,所以选择上午抽血较好。孕妈妈的白细胞比正常值高一些也是正常的变化,但太高了的话医生会将其当作炎症等处理,孕妈妈就会被要求复查。如果血小板减少、血凝时间延长,医生会与穿刺时的出血风险联系在一起考虑。至于这些结果应在多少范围内才能被允许羊水或脐血穿刺,医生会综合分析。对于乙肝、梅毒、艾滋病的检查,如有传染性指标为阳性,有些需要进行治疗,如需要穿刺,医生也会告知手术风险并且做好隔离措施。所以,孕妈妈可提前几天做术前六项检查,如果发现异常,可早做处理,以便准时做羊水或脐血穿刺。当然,对于能确认术前六项检查正常的路远的孕妈妈,可在穿刺前一天到产前诊断所在的医院检查,可一次性解决术前六项检查和羊水穿刺。如果万一术前六项检查有问题,医生也会给予治疗处理后进行穿刺,不必担心。检查结果是否正常，可以与化验报告单的参考值对比，最好能挂号咨询医生。但应注意的是，不要因疏忽而持不被认可的基层医院的术前六项检查单，以免不必要的麻烦。

47. 在产前诊断中羊水或脐血穿刺，什么时候合适进行？

答：对于抽取的时间，各单位有所不同，为了照顾大多数的孕妈妈以便成批操作，通常都规定了统一的期限。如羊水穿刺的时间规定为孕 18 ～ 22 周。有报道，过早抽取羊水，因羊水量少，就会增加操作难度，且细胞不易培养；过晚抽取羊水，则老化的羊水细胞过多也会影响细胞培养，两者都会增加实验失败的机会。又如脐血穿刺的时间规定为孕 24 ～ 26 周，其实孕 22 周后至出生前均可抽脐血，但脐血穿刺的产前诊断需要实验时间，过晚抽脐血难以保证在产前作出诊断。

48. 羊水或脐血穿刺有哪些风险？

答：羊水或脐血穿刺时有引发胎儿宫内感染、胎心骤停、0.5% 胎儿流产等可能。国外文献报道，羊水穿刺术后出现绒毛膜羊膜炎的概率为 0.1%，孕妇有偶发败血症合并肺水肿、肾功能损害、弥散性血管内凝血的风险，羊水渗漏相对常见（1%～2%），通常在48～72小时内自愈。Rh阴性的孕妈妈的羊水穿刺会诱发抗体的产生，应在术前进行抗体筛查并在术后进行Rh免疫预防。有经验的操作者可将术后流产率降至0.2%，术后流产率可能与同一时间穿刺针的进针次数和术后阴道的流血情况有关，而与妊娠周数、抽取羊水的量或者曾经有无穿刺失败的经历无关。孕妈妈超过40岁，术前有过阴道流血的病史和多次流产史等情况可能会提高羊水穿刺的危险性，早期羊水穿刺的流产率比传统型的稍微高出0.7%～0.8%，比绒毛取样好一些。上述说明，羊水穿刺术并发症的发生率与操作者的经验有直接关系。

49. 孕妈妈担心羊水穿刺有道理吗？

答：虽然羊水穿刺有一定的风险，但有孕在身的孕妈妈一定要放宽心，多想想美好的未来。首先，国内外文献及业内专家都认为羊水穿刺是一种相对安全、稳定、被广泛应用于产前诊断的技术，至今没有出现过严重的后遗症。其次，国外文献认为羊水穿刺的风险与操作者的经验有直接的关系，而目前的产前诊断已成为常规工作，操作者有较丰富的技术经验。再次，羊水穿刺是按照卫生主管部门和有关专家共同商定的产前诊断规范执行的，其风险除了固有的因素和操作者的经验外，往往偶发在本来就有问题的胎儿身上。

50.哪些孕妈妈不宜做产前诊断的羊水或脐血穿刺?

答:有发热、感染未愈、先兆流产、出血倾向等体征者不宜,包括术前六项检查的指标有异常的,近2周内有腹痛、阴道出血等先兆流产指征的,有感冒发热等炎症感染的。如预约后出现上述的异常情况,须及时告知专科医师或者与预约窗口工作人员联系。

51. 产前诊断的结果是怎样得到的?

答:经羊水、脐血或绒毛穿刺获得胎儿细胞,进行细胞培养、制备成染色体,将染色体按一定的次序排列,在显微镜下或在电脑屏幕上判断染色体数目是否异常,以及有无染色体易位、倒位、缺失的结构异常,能对所有染色体的结构和数目异常作出诊断(图2.4),准确性几乎为100%,其被认为是诊断染色体病的金标准,但无法诊断肉眼难以分辨的微小的染色体异常。

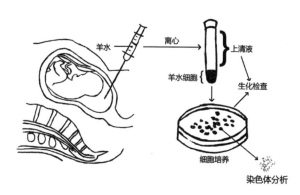

图2.4 产前诊断

52. 多久才能取羊水或脐血穿刺的产前诊断报告单?

答: 一般为3周后可取报告。因为收到羊水标本后要进行细胞培养(7~9天)、染色体制备(2~3天)、仪器拍摄染色体分裂象(1~2天)、染色体人工分析(1~2天)。如果因个别孕妈妈的胎儿细胞生长缓慢、扩大分析、复核分析以及需成批报告等原因,就需3周才能发报告了。如果个别情况确有提前或延迟报告的需要,一般会临时通知孕妈妈。

53. 怎样看羊水或脐血穿刺产前诊断的报告单?

答: 这种羊水或脐血穿刺产前诊断的报告单,是一种染色体核型分析的结果，除了肉眼不能分辨的微小异常外，能诊断所有染色体的正常或异常。在产前诊断中，因不允许泄露胎儿的性别，所以不报告染色体核型图。如果报告为"未见明显异常"，就表示是正常的结果。若有异常的结果，会具体写出染色体异常核型的结构式。若有染色体的多态性变化，也会具体写出染色体多态性核型的结构式。

54. 染色体多态性是不正常的形态吗？

答：有些染色体的结构不同于业内人员在传统观念上认为是正常的大多数染色体的结构，但又不属于染色体易位、缺失、倒位等的结构异常，这类染色体结构就被认为是多态性变化。虽然染色体多态性是否与某些病有关联存在争论，但无确切的依据证明一定与某些病有关联。笔者认为一般的染色体多态性就好像各人的长相各异一样。

55. 产前筛查和诊断能检出哪些疾病？

答：产前筛查和诊断能检出染色体病或基因病，分类如下。

（1）染色体数目是否异常：常见的是多了一条21号、18号或13号染色体，分别称为21-三体综合征（先天愚型或唐氏儿）、18-三体综合征（爱德华氏综合征）、13-三体综合征（帕特氏综合征），以及检查性染色体数目是否异常，如47,XXY；45,X；47,XYY等。

（2）染色体结构是否异常：如染色体易位、倒位、缺失等。

（3）基因病：包括单基因病（有血友病、白化病、假肥大型肌营养不良、软骨发育不全、多囊肾、色盲、脆性X综合征、α-地中海贫血等）和多基因病（神经管缺陷等）。

（4）产前超声检查主要用于诊断胎儿发育、结构及某些染色体是否异常。

56. 为什么要在产前检查这些疾病？

答：这些疾病主要为基因病或染色体异常，会不同程度地表现出智力低下、容貌特殊、身体器官畸形、发育迟缓或两性畸形等，有些还会不同程度地遗传给下一代。目前，几乎没有治疗措施，只能依靠产前诊断，发现严重异常者时，要通过终止妊娠来减少出生缺陷的可能。

57. 21-三体综合征、18-三体综合征和13-三体综合征的发病率高吗？

答：21-三体综合征、18-三体综合征、13-三体综合征、性染色体异常、先天性心脏病和某些基因病属于较为常见的严重的出生缺陷。其中，21-三体综合征在我国每年以26600名递增，给社会和家庭造成了极大的精神和经济负担。21-三体综合征、18-三体综合征和13-三体综合征的发生率随孕妈妈的年龄的增大而增高。国外报道，在一般人群中，21-三体综合征在活婴中的发生率约为1/800 ～ 1/600，18-三体综合征在妊娠中期的发生率约为0.64/1000、在活婴中的发生率约为0.16/1000，13-三体综合征在活婴中的发生率约为1/12000。近年的发生率在递增，且因国家和地区的不同而不同。有报道，在35岁以上的孕妈妈中，21-三体综合征的发生率达1/270 ～ 1/200，40岁以上的孕妈妈的发生率更高。

58. 目前,最常用的产前诊断(筛查)项目有哪些?

答：（1）用于检测21-三体综合征、18-三体综合征和神经管缺陷的唐氏筛查。

（2）用于检测21-三体综合征、18-三体综合征和13-三体综合征的无创基因检测。

（3）用于诊断所有染色体结构和数目异常的羊水或脐血穿刺产前诊断。

（4）用于检测染色体微缺失、微重复、基因拷贝数增加、减少或结构变异的基因芯片检测。

（5）用于检测21、18、13、X、Y染色体非整倍体数目异常的荧光原位杂交技术（fluorescence in situ hybridization，FISH）。

ʖ 59."我"应该怎样选择产前诊断(筛查)项目?

答：产前诊断（筛查）项目各有优缺点，孕妈妈应根据自身情况，咨询专科医生，选择较为合适的项目。假如"我"是孕妈妈，"我"会按以下的思路选择产前诊断（筛查）项目。

第一种选择："我"要考虑"我"是否具有第43问所指的"产前诊断的指征"。如果具有该指征，"我"会首选羊水穿刺产前诊断。如果孕周已超过期限，则选择脐血穿刺产前诊断，通常不考虑做产前筛查，特别是不做唐氏筛查，因羊水或脐血染色体检查的结果最准确，这也是卫生主管部门和有关专家联合推荐的选择方法。如果担心有创诊断的风险，可找操作规范、技术熟练的单位就诊，将风险降到最低。

第二种选择：如果"我"具有第43问所指的"产前诊断的指征"，又很担心有创伤性的产前诊断，那么"我"会联合选择唐氏筛查、无创基因检测和定期超声检查。如果唐氏筛查、无创基因检测的结果均为低风险，超声检查未发现异常（NT增厚），说明检查结果支持"我""不想做有创产前诊断"的想法，虽可不考虑有创产前诊断，但不能完全排除染色体异常的患儿。如果上述联合选择的检查结果仅仅有唐氏筛查结果为高风险，"我"会定期进行超声检查，综合分析，进一步诊断；如果唐氏筛查结果为高风险，NT检查结果在2.5mm以上，"我"一般会选择做有创产前诊断。如果无创基因检测结果为高风险，"我"必做有创产前诊断。如果超声检查异常（NT增厚），或联合筛查为高风险，"我"必行有创产前诊断等从而确诊。

第三种选择：如果"我"符合第43问所指的"产前诊断的指征"，又不想做有创产前诊断，也不想做唐氏筛查，那么"我"会联合选择无创基因检测和定期超声检查。如果前者为低风险、后者在定期检查中也未检出异常，说明虽可考虑不做有创产前诊断，但不能完全排除染色体异常的患儿。如果前者为高风险，"我"必做有创产前诊断。如果前者为低风险、后者在定期检查中发现不正常（如NT增厚），"我"必行有创产前诊断从而确诊。

第四种选择：如果"我"不存在第43问所指的"产前诊断的指征"，"我"也会做无创基因检测。如果无创基因检测结果为低风险，"我"一般不会再做有创产前诊断；如果无创基因检测结果为高风险，"我"也必做有创产前诊断从而确诊。

第五种选择：如果"我"不存在第43问所指的"产前诊断指征"，经济上有困难而又担心胎儿有染色体病，就只好做唐氏筛查，并联合超声检查。如果筛查结果为低风险、超声检查也未发现异常，"我"不做有创产前诊断。如果筛查结果为高风险，特别是超声检查结果也不正常时，"我"必做有创产前诊断等从而确诊。如果筛查结果为介于高风险和低风险的临界值，"我"会进而做无创基因检测。如果筛查结果为高风险，"我"必再做有创产前诊断从而确诊。

第六种选择：这种选择是有些孕妈妈至今特别是以前较为常见的选择方法，那就是在没有"产前诊断的指征"的前提下，做一次唐氏筛查，对高风险者做产前诊断。其实，这种选择方法有很大的局限性。因为唐氏筛查对21-三体综合征和18-三体综合征的漏检率约为30% ~ 40%，即约有1/3的病例无法检出。如果是"我"，不会做这样的选择，而是会选择无创基因检测，因为它对21-三体综合征、18-三体综合征和13-三体综合征的漏检率分别为＜1%、＜3%和＜10%，结果比较准确。

60. 能为孕妈妈提供产前诊断（筛查）的优选图示吗？

答：将产前诊断（筛查）的选择线路总结如图2.5所示。一般来说，孕妈妈在孕11 ~ 13^{+6}周时做超声检查，可根据NT判断染色体异常的风险度（不同情况下的判断标准略有差异）。

（1）当NT ≥ 3.5mm时，应做产前诊断（有创伤性）。

（2）当NT ＜ 3.0mm时，分两种情况：①如果孕妈妈另有产前诊断的指征，且愿意做产前诊断者，则做产前诊断。如果孕妈妈另有产前诊断指征又不愿意做产前诊断者，则做无创基因检测，当结果为高风险时，应进而做产前诊断来确诊；当结果为低风险时，可按孕妈妈的选择而不做产前诊断。②如果孕妈妈没有产前诊断的指征，可以做无创基因检测或唐氏筛查，两种检查中无论哪一种结果为高风险者，均应做产前诊断。若唐氏筛查结果为临界风险，也建议进而做无创基因检测；若无创基因的检测结果为高风险，则进而做产前诊断。

（3）当3.0mm ≤ NT < 3.5mm时，分两种情况：①有产前诊断的指征者，应首选产前诊断；②若无产前诊断的指征者，则选择无创基因检测，高风险者进而做产前诊断。

总之，唐氏筛查是一种传统的方法，准确性较差，必须慎重选用。无创基因检测筛查较精准，目前收费约为1100元/人次。有专家估计，该检查将有望降至千元以内，或纳入医保，从而成为产前普检项目。无论产前筛查、诊断或基因病检测，孕妈妈都应找有资质的单位和专科医生咨询，作出知情选择。

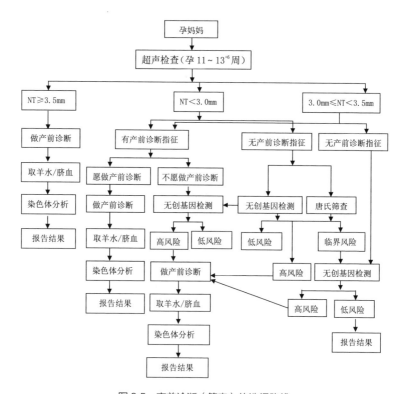

图 2.5　产前诊断（筛查）的选择路线

优生与分子诊断

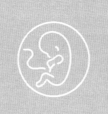

61. FISH 检测能发现哪些低智儿?

FISH是荧光原位杂交技术的简称，常用于产前检测第21、18、13、X、Y染色体的数目是否异常。在高龄孕妈妈中，这些染色体异常是胎儿易患的、较严重的染色体病，都有不同程度的智力低下的表现。其中，21、18、13号染色体异常导致的智力低下的表现较为突出，X、Y染色体异常导致的性发育异常、身材异常等表现较为突出。

62. 为什么在产前诊断中要附加 FISH 检测?

答：FISH检测的标本用量少，报告快速，国外文献报道FISH检测13、18、21、X、Y染色体的敏感性和特异性均≥99%。轻度的母血污染不会影响FISH的杂交结果，在扩大细胞计数的情况下反而比传统核型分析能更准确地判断嵌合体，而且可弥补细胞培养失败、费时、报告周期长等细胞遗传学诊断的不足，所以在做羊水或脐血穿刺产前诊断时，常附加FISH检测。通常在抽取孕18~22周的羊水或孕24~26周的脐血时，留取少量的标本即可做FISH检测。

63. FISH 检测对孕妈妈有什么好处?

答：在产前诊断中，FISH能在获取标本后24小时内检出常见染色体的数目是否异常，提供快速检测报告，让孕妈妈及早知道结果。通常会在1～2天内将检测结果通过电话或短信等服务平台报告给孕妈妈。一般，95%左右的孕妈妈会收到正常结果的通知，可以避免焦急地等待；另外有5%左右的孕妈妈会收到异常检测结果的通知，但确诊结果还是要以2～3周后的染色体核型分析报告为准。

64.孕妈妈在接到产前 FISH 检测结果通知时, 应注意什么?

答: FISH检测虽有较好的准确性，但只是初筛项目，只有羊水或脐血的染色体分析结果才是最后的确诊依据。所以，孕妈妈在1～2天内接到FISH检测结果为"正常"的通知时，一定要记住取2～3周后的染色体分析报告。如果染色体分析报告为"未见明显异常"，才算确诊的"正常"结果。若两者的结果不一致，则以染色体分析报告为准。反之，如果孕妈妈在1～2天内接到FISH检测结果为"异常"的通知时，绝对不能马上处理胎儿（除非有其他的确诊依据），一定要等拿到染色体分析报告后，以染色体分析报告为准，找有资质的专科医师咨询。

65. 孕妈妈可以拒绝做产前 FISH 检测吗?

答: 对孕妈妈来说, FISH检测仅仅是提前知道初步的结果。按理说, 只要愿意等待, 可以直接等到能作为确诊依据的染色体核型分析结果, 这样可节省FISH检测的费用。但产前诊断中心考虑的是绝大多数孕妈妈的意愿, 为照顾大多数, 就把FISH检测与染色体核型分析进行整合检测, 所以就较难满足个别孕妈妈的要求了。

66. 怎样看产前 FISH 检测报告?

答: 产前FISH检测染色体非整倍体是用荧光素标记的已知DNA探针检测未知的DNA, 当两者的DNA序列互补匹配时, 则发生结合而显示荧光, 反之不显示荧光。例如, 采用一种能使细胞中13号和21号染色体分别发出绿色与红色荧光的DNA探针, 浸染细胞后, 在荧光显微镜下观察, 可发现细胞内13号或21号染色体(与探针DNA互补的序列)分别被染成绿色的"点"或红色的"点"。如果发现细胞中有3个绿色的点, 则为13–三体综合征。如图3.1中的a和b, 绿色和红色信号分别表示13号和21号染色体, 信号数量代表相应染色体的数量。如图3.1a表示细胞中有3条13号染色体(13–三体综合征), 有2条21号染色体(数目正常)。如

图3.1b表示细胞中有3条21号染色体（21-三体综合征），有2条13号染色体（数目正常）。又如图3.1c和d，天蓝色、绿色和红色信号分别为18、X、Y染色体，图3.1c表示细胞中有3条18号染色体，1条X染色体，1条Y染色体，染色体核型为47,XY,+18（18-三体综合征）。如图3.1d表示细胞中有2条18号染色体，2条X和1条Y染色体，其核型为47,XXY（克氏综合征，表现为无精症）。

a：3个13号和2个21号染色体信号　b：3个21号和2个13号染色体信号

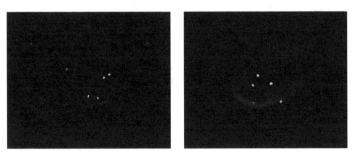

c：3个18号和1个X、1个Y　　　　d：2个18号、2个X、1个Y
染色体信号　　　　　　　　　　染色体信号

图3.1　荧光显微镜下的结果

67. 基因、DNA 和染色体之间的关系是什么?

答: 基因是产生一条多肽链或功能RNA所需的全部核苷酸序列, 是遗传信息的基本单位, 是DNA分子上携带有遗传信息的功能片段。而染色体是细胞在有丝分裂或减数分裂时DNA的特定存在形式。

68. 常见的单基因病有哪些?

答: 如果在染色体上有一个基因位点存在缺陷, 其能通过遗传方式传给下一代。常见的单基因病有血友病、白化病、假肥大型肌营养不良(duchenne muscular dystrophy, DMD)、软骨发育不全、多囊肾、色盲、脆性X综合征、α - 地中海贫血等。任何怀疑具有但不限于上述单基因病的家族, 都应进行遗传咨询或基因检测, 以降低再发风险。

69. 孕产前单基因病检测的主要对象有哪些?

答:(1)曾生育过单基因病患儿的夫妇, 需要先进行患儿遗传病基因位点的确诊以及父母来源的验证;(2)家族中有单基因病患者时, 也需要做孕前遗传咨询及做相应的基因检测。

70. 怎样进行单基因病检测?

答:需进行单基因病家系分析和检测的孕妈妈,可预约遗传咨询门诊,进行遗传咨询。医生根据孕妈妈的生育史、家族史等情况开具单基因病和染色体检查申请单。然后,孕妈妈持申请单到指定窗口抽取静脉血。胎儿产前单基因病检测需预约羊水穿刺。

71. 用什么方法检测单基因病?

答:常用基因芯片和高通量测序来检测单基因病。基因芯片用于检测预先设定的基因,已广泛应用于基因表达谱的分析(监测细胞中几个至几千个mRNA拷贝的转录情况,包括分析基因表达时空特征、基因差异表达检测、发现新基因、大规模DNA测序),基因型和基因突变及多态性分析,疾病的诊断与治疗(遗传病相关基因的定位、肿瘤诊断、感染性疾病的诊断)。在产前诊断中常用于检测DNA微缺失或微重复,即检测染色体核型分析中肉眼无法识别的DNA拷贝数(基因量)的增加或减少,以及用于检测DNA的单核苷酸多态性。

72. 单基因病可以在哪些单位检测？

答：关于单基因病的检测，类同于无创产前基因检测，一般都是有单基因遗传病家族史的家庭成员，到遗传门诊、产科门诊、胎儿医学门诊进行遗传咨询，医生开具检查单，然后孕妈妈在指定的窗口抽血，血标本被转送给有检测能力的公司，检测后反馈结果，然后孕妈妈取检测报告单，再进行遗传咨询。目前，大多数医院一般不直接进行单基因病的检测，主要是因为即使是较大的医院，也难以集中本院内的标本进行成批的检测，而作为第三方检测的公司，可以收集全国各地的标本进行成批检测（批量检测可降低成本）。目前，做得较多的公司是华大基因、贝瑞和康、博奥生物等。这些公司往往将检测点设在较大的医院内，所以在较大的医院就诊的孕妈妈可以在抽血后直接由公司的技术人员完成基础性操作后，再由大医院自己的技术专家把关检测报告、会诊分析结果，最后出具报告单。

73. 单基因病检测结果可以作为确诊依据吗？

答：单基因病检测通常是对（可能的）致病基因进行检测、对比分析后作出的结果，很难对所有的致病基因进行检测分析，变异的基因并不一定致病，对比分析的参照对象有时也难以同质。所以，一般所提供的结果偏向于可能性大小的风险评估，类似于筛查结果，不过有些筛查结果的准确性还是挺高的。临床上常常是基因检测做了，但很难解释结果。

74. 孕妈妈在进行单基因病检测时应注意什么?

答：孕妈妈应到有资质的品牌较好的医疗机构或第三方检测公司进行遗传咨询和相关检测。如果病理分析不全面、判断欠确切，甚至被诱导做各种检测，到最后是不必要的检测都做了，费用也花了，一纸报告也拿了，却没什么价值。当然，有些试验性的检测是有必要的。

75. 什么叫基因芯片?

答：基因芯片是生物芯片的一种。生物芯片包括基因芯片、蛋白质芯片和组织芯片。生物芯片技术是将无数预先设计好的寡核苷酸或 cDNA 在芯片上做成点阵，与样品中同源核酸分子杂交的分子诊断技术，用于检测胎儿或其家系的基因组拷贝数是否正常。

℘ 76. 什么叫单核苷酸多态性？

答：某些单基因病是由组成基因的单核苷酸减少、增加或替换等引起。这种在基因组水平上由单个核苷酸的变异所引起的 DNA 序列的多态性，称为单核苷酸多态性，是人类可遗传的变异中最常见的一种，占所有已知多态性的 90% 以上。

℘ 77. 目前的各种产前检查方法各有哪些优缺点？

答：（1）血清学产前筛查时取孕妈妈的外周血检测，对胎儿无创伤性；用于检测 21- 三体综合征、18- 三体综合征及神经管缺陷；只能检出 60% ~ 70% 的 21- 三体综合征和 18- 三体综合征以及 85% ~ 90% 的神经管缺陷，假阳性率为 5%。

（2）无创基因检测时取孕妈妈的外周血检测，对胎儿无创伤性；用于检测 21- 三体综合征、18- 三体综合征和 13- 三体综合征；能检出 99% 以上的 21- 三体综合征、97% 以上的 18- 三体综合征以及 90% 以上的 13- 三体综合征。其为高精准产前筛查。

（3）染色体核型分析需经羊水穿刺而取胎儿的羊水来检测，对胎儿有创伤性（流产率约为 0.5%）；用于所有染色体数目和结构异常的诊断，准确性几乎达100%；但无法分辨染色体的微小异常，需用基因芯片等检测。

（4）基因芯片检测如需取羊水，则对胎儿有创伤性；能从基因组水平检测单基因病的DNA拷贝数变化及单核苷酸多态性，检测染色体的微缺失或微重复，但无法检出染色体平衡易位、倒位等结构异常。

优生与实验检查

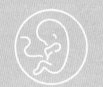

🖐 78. 孕妈妈需做的相关的实验室检查有哪些?

答：孕妈妈除了需做优生相关的产前检测外，在孕期还需到正规医院定期产检，例如，三维或四维B超，观察妊娠囊、胚芽及原始心管搏动等是否正常；胎心监护；抽血检测孕酮、雌二醇、HCG是否正常，检测肝功能、肾功能、血常规、乙肝三系、血型，必要时检测梅毒、艾滋病、TORCH［一组病原微生物的英文名称缩写，T是弓形虫（Toxoplasma），O是其他病原微生物，R是风疹病毒（Rubella virus），C是巨细胞病毒（Cytomegalo virus），H是单纯疱疹（Herpes virus）］及白带检查等。

🖐 79. 什么叫 TORCH 检查?

答：这是一种优生检查的组合项目，包括巨细胞病毒、弓形虫、风疹病毒以及单纯疱疹Ⅰ型和Ⅱ型等病原微生物的抗体检测。孕妈妈在妊娠期间应定期检测，以监测是否有TORCH病原体感染胎儿、影响胎儿或引起流产的可能。

🖐 80.TORCH 检查的时间是什么时候? 怎样判读结果?

答：在准备怀孕时抽取外周血检查，检查结果如果是

IgM 阳性而 IgG 阴性，表明处于急性感染期，此时怀孕对胎儿的影响较大；如果是 IgG 阳性而 IgM 阴性，表明远期感染或接种过疫苗而已产生免疫力，一般认为此时怀孕对胎儿的影响较小；如果是 IgG 阳性和 IgM 阳性，表明孕妈妈可能为原发性感染或再感染；如果是 IgG 阴性和 IgM 阴性，可在妊娠期重复 IgG，观察是否为易感人群。

81. TORCH 相关病毒的致病性如何？

答：因为相关病毒能通过胎盘而感染胎儿，引起胎儿神经和心脑等病变，如先天性白内障、先天性心脏病、脑积水、小头畸形等。

82. 怎样预防 TORCH 相关的病原感染？

答：弓形虫主要通过宠物传染，所以孕妈妈尽量少接触猫和狗等宠物。弓形虫还可由消化道传染，所以要注意饮食卫生，不吃生食，不食用不洁净的食物。巨细胞、风疹和单纯疱疹通过空气传播，所以，住所要保持通风，少去人流密集的地方。通常，怀孕前两个月是胎儿内脏形成的关键阶段，此时，感染对胎儿的影响较大。怀孕 6 ~ 7 个月后感染的相对影响较少。即使在孕期查出感染，也不一定会导致胎儿畸形。

83. 为什么要检查孕妈妈和胎儿的血型？

答：主要检查 ABO 血型和 Rh 血型，预测母胎血型是否一致，进而推断母胎血型不合溶血病的风险，为预防提供预警。血型一般不会改变，仅取孕妈妈少量的外周血即可鉴定血型。但胎儿的血型鉴定一般需经遗传咨询门诊或胎儿医学门诊等相关专家医师开单、提前预约，然后抽取 18 ~ 20 周的羊水，进行血型鉴定。

84. ABO 血型是怎样遗传的？

答：ABO 血型有一定的遗传规律，如 "O" 型母与 "O" 型夫结婚，胎儿为 "O" 型；与 "B" 型夫结婚，胎儿为 "O" 型或 "B" 型；与 "A" 型夫结婚，胎儿为 "O" 型或 "A" 型；与 "AB" 型夫结婚，胎儿为 "A" 型或 "B" 型。 "A" 型母与 "B" 型夫结婚，胎儿可为 "A" 型、 "B" 型、 "AB" 型或 "O" 型；与 "A" 型夫结婚，胎儿为 "A" 型或 "O" 型；与 "AB" 型夫结婚，胎儿为 "A" 型、 "B" 型或 "AB" 型。 "B" 型母与 "B" 型夫结婚，胎儿为 "B" 型或 "O" 型；与 "AB" 型夫结婚，胎儿为 "B" 型、 "A" 型或 "AB" 型。 "AB" 型母与 "AB" 型夫结婚，胎儿为 "A" 型、 "B" 型或 "AB" 型。但也有极个别情况不遵循上述的遗传规律（表4.1）。

表4.1　ABO血型遗传规律

父母血型	子女血型	子女不应有的血型
O+O	O	A、B、AB
O+A	A、O	B、AB
O+B	B、O	A、AB
O+AB	A、B	O、AB
A+A	A、O	B、AB
A+B	A、B、AB、O	
A+AB	A、B、AB	O
B+B	B、O	A、AB
B+AB	A、B、AB	O
AB+AB	A、B、AB	O

85. 发生母胎血型不合溶血病的概率高吗?

答：如果怀上母胎血型不同的胎儿，则可能引起母胎血型不合溶血，较多见的是"O"型孕妇怀上"A"型胎儿。母胎ABO血型不合引起的溶血现象较Rh血型不合者多见，但症状较轻；Rh阴性孕妇怀上Rh阳性胎儿，易发生较严重的胎儿或新生儿溶血病，重者危及生命。我国汉族人99.7%以上为Rh阳性，相互通婚的母胎Rh血型不合的发生率较低。但我国少数民族Rh阴性者比汉族多，有些少数民族Rh阴性者近10%，故应注意Rh溶血性疾病的发生。

86. 怎样预防和处理母胎血型不合溶血病？

答：（1）早期诊断：女方为O型，男方为A型、B型或AB型，则有母胎ABO血型不合的可能；女方为Rh阴性，男方为Rh阳性，则有母胎Rh血型不合的可能。母胎血型不合可引发死胎、流产、早产、新生儿死亡及出生后24～36小时内出现黄疸。有上述情况的孕妈妈，应定期做血清抗体检测，第1次在妊娠16周，第2次在妊娠28～30周，以后每2～4周检测1次。当抗A（B）抗体效价≥1∶128时，胎、婴儿可能发生溶血。当抗A（B）抗体效价≥1∶512时，提示病情严重，应做进一步检查或考虑终止妊娠。当Rh血型不合效价≥1∶64时，则胎、婴儿可能发生溶血。

（2）预防：对ABO血型不合抗体效价较高的孕妇，以中药等治疗；对Rh血型不合的孕妈妈，可于孕28周肌注抗D蛋白，娩出的Rh阳性新生儿于72小时内肌注抗D蛋白。有条件的医院可行宫内输血或血浆置换等治疗。经上述处理，可预防、减轻新生儿溶血病，提高新生儿的成活率。

优生与超声检查

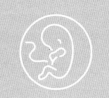

87. 孕妈妈应在什么时候进行超声检查?

答:产前超声检查有3个重要的时间段,分别为孕11 ～ 13^{+6}周、20 ～ 24周、28 ～ 34周。

88. 哪些孕妈妈需要做超声检查?

答:超声检查具有适应证。

(1)早孕期超声检查。

①早孕期普通超声检查:适合证实宫内妊娠、临床可疑异位妊娠、评估孕周、诊断多胎妊娠、了解胚胎/胎儿发育、早孕期出血或下腹痛查因、评估盆腔包块或子宫畸形、可疑葡萄胎、辅助绒毛活检。②孕11 ～ 13^{+6}周胎儿颈后透明层超声检查:适合所有的孕妈妈。

(2)中、晚孕期超声检查。

①一般检查:适合所有的孕妈妈。②常规检查:适合所有的孕妈妈。③系统检查:适合所有的孕妈妈。④针对性检查:针对胎儿、孕妈妈的特殊情况进行特定的检查,如胎儿超声心动图检查、胎儿神经系统检查、胎儿肢体检查、胎儿颜面部检查等。一般为经上述的一般检查、常规检查或系统检查后,发现胎儿异常或有异常的高危因素、母体血生化检查异常等情况。

（3）有限产前超声检查。

主要为解决某一具体问题而进行的检查，如阴道出血、确定胎心搏动或临产时确定胎方位，多数为急症或床旁超声检查。

89. 产前超声检查通常包括哪些项目？

答：产前超声检查（图5.1）对母婴健康无不良影响。

（1）孕10周内：超声检查孕囊数目、有无胎芽、胎心管波动、胚胎是否存活，排除宫外孕及是否有妇科合并症。

（2）孕11～13周：超声检查胎儿的身体结构，根据NT判断胎儿是否有染色体异常的风险。

（3）孕20～24周：四维超声筛查胎儿各系统结构是否存在畸形。

（4）孕28～32周：第二次四维超声检查胎儿的生长发育、各系统结构。

（5）临产前超声检查：主要测量胎儿的头围、腹围、股骨长度、羊水量、胎盘分级、有无绕颈等，确定胎儿的胎位和各项生长指标，为产科医生制定分娩方式提供超声依据。

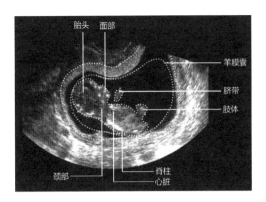

图 5.1 超声检查

90. 双顶径是什么意思?

答: 胎头双顶径(biparietal diameter, BPD)是指胎儿头部左右两侧之间最宽部位的长度(图 5.2),又称为"头部大横径"。B 超测量 BPD > 8.5cm,示胎儿成熟,常用它来观察胎儿发育、有无头盆不称、顺利分娩,孕足月时应达到9.3cm,通常孕 5 个月以后,基本与怀孕月份相符,用以推测孕周。

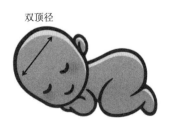

图 5.2 双顶径

91. 产前超声检查能筛查哪些染色体病?

答: 在孕11 ～ 13^{+6}周超声检查NT。如果NT增厚 ≥3.0mm,则预示有染色体数目异常的风险。通常能检出 60% ～ 80%的孕中期21-三体综合征的胎儿,80%以上的孕 中期18-三体综合征和13-三体综合征的胎儿,还能检出某 些染色体三倍体和Turner综合征(45,X)胎儿。所以,血清 学筛查联合超声检查,能提高目标染色体数目异常的检出准 确性。

第六章

优生与遗传常识

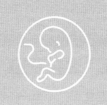

92.什么是遗传病?

答:遗传病是指因遗传物质的改变或由致病基因所控制的疾病,常为先天性,也可后天发病,如先天愚型、多指(趾)、先天性聋哑、血友病等,有些遗传病在出生的一定时间后甚至几十年后才发病。

93. 人类遗传病有哪些?

答:人类遗传病包括染色体病、单基因遗传病、多基因遗传病、基因组病。

染色体病:由染色体数目和结构异常所导致的遗传物质的增加或减少,表现为器官畸形,发育迟缓,智力低下,甚至死胎或新生儿死亡等。

单基因遗传病:由基因突变即有活性的基因的结构改变所致,指受一对等位基因控制的遗传病,严格按孟德尔遗传定律传递给子代,如果了解某个疾病的家系图及遗传方式,就可以计算家系中其他成员的再发风险。

多基因遗传病:是基因易感性和环境因素相互作用的结果,受两对以上等位基因的控制,再发风险在患者家系中较高,在新生儿中的发病率大约为1%。

基因组病:是指由于人类基因组DNA的异常重组而引

起临床表型的一类疾病，其分子基础是由于DNA的异常重组而导致基因的缺失/扩增，或基因结构的破坏。

94. 染色体数目异常是怎样发生的?

答：正常人有22对（44条）常染色体和1对性染色体（女性为XX，男性为XY）。每对同源染色体的一条来自父方，另一条来自母方，以二倍体的形式存在。但人类的精子和卵子都是以单倍体的形式存在，即只含有每对同源染色体中的一条，总共23条。形成受精卵后，精子和卵子中的染色体合在一起，再次形成一个二倍体的合子。新组织器官的所有细胞都是由该合子细胞分裂而来的。

如果在受精卵的形成和分裂过程中，发生某对（或数对）同源染色体不分离，同时进入同一个子细胞中，则一个子细胞的染色体数目增加，另一个子细胞的染色体数目会减少。通常，染色体减少的子细胞不再发育（性染色体除外），而像21、18、13号染色体和性染色体数目增多的子细胞会继续发育，以致出生21-三体综合征、18-三体综合征、13-三体综合征和两性畸形儿等。

图6.1为精子和卵子的产生过程。

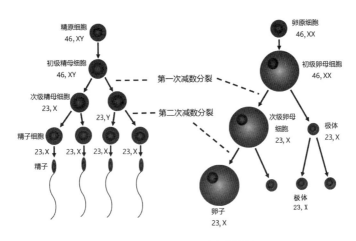

图 6.1 精子和卵子的产生过程

95. 有哪些常见的染色体数目异常?

答:(1)21-三体综合征(先天愚型或唐氏儿)、18-三体综合征(爱德华氏综合征)、13-三体综合征(帕特氏综合征),患儿分别多了一条21号、18号和13号染色体,表现为智力低下、容貌特殊、身体畸形等。

(2)X性染色体数目异常,如47,XXY;45,X。前者表现为无精症、女性化,后者表现为身材矮小、发育异常及两性畸形等。

96. 有哪些常见的染色体结构异常?

答:(1)染色体平衡易位:某条染色体的部分片段断裂后接到另一条染色体上,通常自身除了生育子代时易发生流产外,其他表现正常。

(2)染色体缺失或不平衡易位:导致基因丢失/增加,常表现为智力低下、发育异常并伴随其他相应的疾病或体征。

97. 什么是单基因遗传病及其分类?

答:单基因遗传病是指由于单个基因异常(缺失、重复、点突变等)所导致的且以孟德尔方式遗传的疾病,是遗传病中最主要的一种类型,包括常染色体显性遗传病、常染色体隐性遗传病、性染色体连锁性遗传病,每一类又包括多种的具体疾病。

98. 常染色体显性遗传病的特点是什么?

答:(1)在家系中垂直传递,每代出现性状。

(2)男女子代的患病概率和严重度相等,各占1/2。

(3)高龄父亲如发生新生突变,可致子代常染色体显性疾病。

（4）通常为一个等位基因致病。

（5）如父母中仅一人患病，则子代的患病率一般为50%；如父母都患病，则子代的患病率一般为75%。

99. 常染色体显性遗传病有哪些？

答：常染色体显性遗传病有软骨发育不全、亨廷顿病、高胆固醇血症、Marfan综合征、强直性肌营养不良、神经纤维瘤、结节性硬化、多囊肾（成人型）和多指。

100. 常染色体隐性遗传病是什么？

答：常染色体隐性遗传病指两条同源染色体上的两个等位基因均为致病基因，患者从表型健康的父母双方基因中分别接受了一个突变的隐性致病基因。在家系中，该疾病总是在同一代中出现。

101. 常染色体隐性遗传病的特点有哪些？

答：（1）在患者的同胞中发病，患者的父母和子女都是无临床症状的携带者。

（2）当两个携带者婚配时，男女子代都有1/4的患病概率，患者同胞中其父母的携带者占1/2，还有1/4不携带致病基因。

（3）仅限于患者与携带者或患者之间，后一种情况中其所有的子女都是患者。

（4）每个人都携带有 3 ～ 5 种致命基因。这些基因如果以纯合子形式出现，会是致命的，所以在血亲、近亲或遗传隔离人群间婚配的后代中，围产期死亡率和病残率会增加。

102. 常染色体隐性遗传病有哪些？

在亚洲人中，常见的是 α-地中海贫血。其发病机制是合成血红蛋白的珠蛋白链减少或缺失，导致血红蛋白结构异常。这种含有异常血红蛋白的红细胞变形性降低，寿命缩短，可以被人体的肝脾等破坏，导致贫血甚至发育等异常，这种疾病就是医学上所说的溶血性贫血。

103. X 连锁遗传病的特点有哪些？

答：X 连锁遗传病指致病基因位于 X 染色体上，由 X 染色体传递。常见的 X 连锁遗传病有血友病、红绿色盲、假肥大性肌营养不良等，通常具有以下特点。

（1）男性患者的所有女儿都携带有异常的基因（如果是显性基因，将表现临床症状）。

（2）女性携带者会把致病基因传递给一半的男性（通

常发病）和一半的女性（通常为携带者）后代。

（3）大约有1/3的早期发病的患者由新发突变而来。

（4）具有隔代交叉遗传的特点，男性患者多于女性患者。

104. X连锁遗传病有哪些？

答：X连锁遗传病通常包括色盲、杜氏肌营养不良、外胚层发育不良、脆性X综合征、血友病、Lowe-Nyhan综合征、Lowe眼-脑-肾综合征、睾丸女性化。

105. 多基因遗传病及其特点分别是什么？

答：多基因遗传病是由遗传因素和环境因素共同作用造成的，其特点是：

（1）与患者的亲缘关系越近的亲属的患病风险越高。

（2）同胞的患病风险与子代的患病风险相同。

（3）一级亲属的复发风险远高于该病群体的发病率。

（4）当发病率表现出性别差异时，如果患者的性别为发病率较低的那种，则该家庭其他成员的再发风险增高。

（5）当1个以上家庭成员患病时，其他成员的再发风险增高。

（6）先证者（家族中第一个被确诊的患者）的症状越

严重，其他家庭成员的再发风险越高。

106. 常见的多基因遗传病有哪些?

答：常见的多基因遗传病包括糖尿病、先天性心脏病、神经管缺陷、幽门狭窄、唇腭裂、癫痫、房（室）间隔缺损、法洛四联症、肺动脉狭窄、十二指肠溃疡、先天性髋关节脱位等。

优生与生殖常识

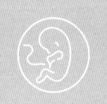

107. 什么是卵子和卵泡?

答：卵子（图7.1）由卵巢产生，是女性所特有的生殖细胞。卵细胞在每个月经周期成熟1次，当成熟到一定的程度时，在体内多种激素的作用下，促使卵泡破裂，卵子自卵泡中溢出，称为排卵。卵泡分为原始卵泡（贮备状态）、生长卵泡和三级（成熟）卵泡。

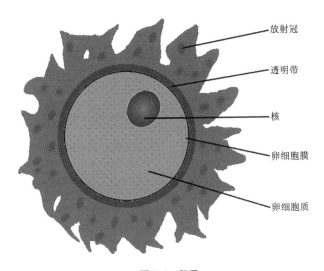

放射冠

透明带

核

卵细胞膜

卵细胞质

图 7.1 卵子

108. 育龄妇女是怎样排卵的?

答：育龄妇女在每个月经周期排卵1次，一般为左右两侧卵巢轮流排卵，但也有单侧卵巢连续排卵者。排卵（图

7.2）通常在下次月经来潮前第14天左右，但因人且因不同的月经周期而有差异。大多数人在每个月经周期排1个卵子，偶尔也有女性在1个月经周期排2个或多个卵子。卵子自卵巢排出后可存活1～2天，而受精能力最强的时间是排卵后24小时内。

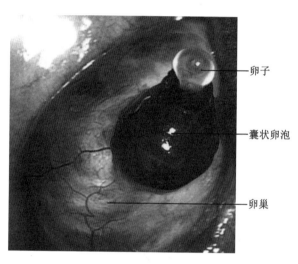

图7.2　排卵

〰️ 109. 怎样监测排卵？

答：具有成熟的卵泡和排卵是受孕的必需条件。监测排卵的方法有很多，如B超监测卵泡发育法、监测尿中促黄体生成素峰值来预测排卵日法、宫颈黏液评分法、基础体温测定法等。对于排卵障碍者，目前大多可通过促排卵药物的

治疗来达到排卵的目的。

110. 什么是易孕期?

答：如果月经周期很准，在下次月经前第 14 天左右就是排卵期。另外，正常育龄妇女的基础体温在月经后及卵泡期比较低（36.6℃），排卵后体温升高 0.3 ~ 0.5℃，一直维持到经前 1 ~ 2 天或月经第一天，体温又降到原来的水平，所以在体温上升前后 2 ~ 3 天是排卵期，这时最易受孕，称为易孕期。

111. 什么是精子和精液?

答：精子（图 7.3）在睾丸的曲细精管中产生，排出的精子混悬于由附睾和前列腺产生的精浆中，称为精液。离体的精液立即变成凝胶状，随后在 15 ~ 30 分钟内完全液化，成米汤水样，便于精子活动。精浆对精子起保护、营养、提供能量的作用以及起中和女性阴道中的酸性分泌物的作用。精子分为 X 精子和 Y 精子，X 精子与卵子结合时发育为女性；Y 精子与卵子结合时发育为男性。

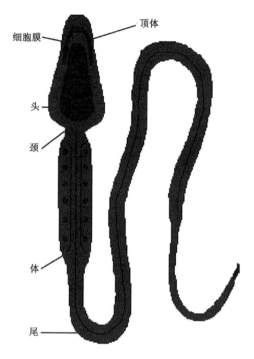

图7.3 精子

112. 胚胎是怎样形成的?

答: 月经周期正常（28～30天）的育龄妇女，在每个月经周期的中间，即下次月经来潮的第15～17天，卵巢发生排卵，排出的卵子由输卵管伞端进入输卵管，在输卵管内等待精子的到来。男性的精液排入阴道后，精子就像蝌蚪一样经过子宫颈管、子宫腔从而到达输卵管，在输卵管内精子与卵子相遇、融合，形成受精卵，这就是早期的胚胎。我们

把精子与卵子结合的过程称为受精（图7.4）。受精卵在输卵管平滑肌及其内膜纤毛的推动下，沿输卵管向子宫腔移动，并不断地发生细胞分裂。约在受精后7～8天，受精卵就种植在子宫内膜内，进而逐渐发育成熟。

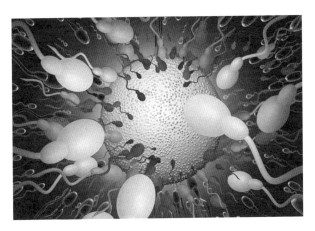

图7.4 受精

🐚 113. 什么是不育不孕症？何时就诊？

答：同居未避孕而1年未孕的夫妇应到医院就诊。男方就诊前应禁欲5～7天以便精液检查。女方可在月经干净后3～5天就诊以便做输卵管造影和卵泡监测；若考虑内分泌的失调，则应在月经的第2～5天抽血化验。

114. 男性不育, 应做哪些检查?

答: 一般应检查 (图 7.5) 精液常规 (精液量、液化时间、精子数量、形态、活动力), 精浆生化 (当有精液量少、无精症、少精症、不明原因的精子活动力下降、附属性腺先天缺陷及附属性腺疾病等情况时, 可做精浆检查), 内分泌检查 (性激素的测定和各种激发试验), 前列腺液检查, 微生物检查 (淋球菌、乳头状瘤病毒、支原体、衣原体等), 遗传学检查 (染色体及基因), 免疫学检查 (抗精子抗体等) 及必要的生殖器官检查 (尿道、前列腺、睾丸、精索等)。

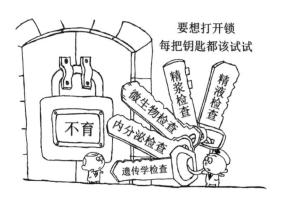

图 7.5　不育男性要做的检查示例

115. 女性不孕, 应做哪些检查?

答: 包括内分泌功能测定、输卵管通畅检查、子宫内膜检查、染色体及基因检测、免疫学检查、有无排卵及排卵期预测、颅脑部（蝶鞍部）X线检查、阴道镜检查、子宫输卵管造影、阴道B超，如果还找不到原因，可进而做电子宫腔镜或者腹腔镜检查。

116. 应如何预防不孕不育？

答：（1）预防性病及生殖系统感染，减少不必要的宫腔操作和人流。

（2）避免影响生育的环境因素，如放射线、化学药品、重金属、高温作业、烟酒等。

（3）合理营养。

（4）适当调节房事频率。

（5）心理上要坦然，不过分焦虑等。

117. 治疗不孕不育的方法有哪些？

答：（1）药物治疗，包括治疗炎症、促排卵、促精子生成等。

（2）生殖道再通术，如输卵管或输精管的再通。

（3）人工授精。

（4）试管婴儿。

118. 什么是人工授精？

答：人工授精（图7.6）按精液的来源不同，分为夫精人工授精、供精人工授精和混精人工授精；按授精的部位不同，分为直接阴道内授精、宫颈内授精、宫腔内授精、腹腔内授精、直接卵泡内授精和阴道输卵管内授精。常用的人工授精方法是采用体外优选精子（以精子上游法和下游法提取优质精子）并行宫腔内人工授精，以治疗少、弱、畸形精子，对于由精液不液化、免疫性、宫颈因素及不明原因等引起的不育症的治疗的成功率约为35%。

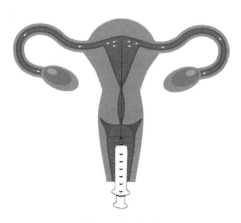

图 7.6　人工授精

119. 什么是试管婴儿?

答:试管婴儿是指用一种特殊的方法从妇女体内取出卵子(阴道超声或腹腔镜下取卵),将其置于试管(器皿)中,同时放入精子,让其受精。将受精卵培养到一定的程度后将其移至子宫中,着床后发育至分娩。试管婴儿根据病情选择体外受精胚胎移植、胞浆内单精子注射或植入前遗传学诊断,用于治疗输卵管阻塞,少精弱精畸精症,其他由免疫性、原因不明、宫颈因素、多囊卵巢及子宫内膜异位等引起的不孕症。可根据需要分离和选择X或Y精子,以显微技术注入卵子中,按意愿生育男孩或女孩,以防伴性遗传病的发生。试管婴儿的成功率约为38%。

120. 怎样做婚前优生咨询?

答:对男女双方进行病史询问、体格检查及各种相关的辅助检查,以确定是否存在身体、精神、生理、病理等影响婚后生活及子代健康的因素。如是否为直系血亲及三代以内的旁系血亲,有无心脏病、慢性肾炎、糖尿病、甲状腺功能亢进症、哮喘、肝炎、肺结核、生殖器官畸形以及遗传性家族史(血友病、白化病、先天愚型、假性肥大型肌营养不良)等,以做对症治疗或预防。

ᕫ 121. 怎样做孕前优生咨询?

答：孕前优生咨询是为了安排最理想的受孕时间，如果存在以下情况之一者，需经治疗和处理并遵医嘱怀孕。

（1）女方患心肌病、肾炎、糖尿病、甲状腺功能亢进症、哮喘等。

（2）夫妇任何一方患肝炎、肺结核、性病等。

（3）女方患子宫肌瘤、良性卵巢囊肿、乳腺纤维瘤、良性甲状腺瘤以及经常发作的慢性阑尾炎、盆腔炎、宫颈炎、阴道炎等。

（4）有急性肝炎、腮腺炎、风疹等急性传染病接触史者。

（5）有铅、镉、汞、放射性同位素等长期接触史者。

（6）长期服用甾体激素避孕药者。

（7）其他如居住环境、噪声污染、长期使用电脑、接触放射线等。

优生与产前检查

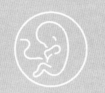

122. 怎样做孕期优生咨询？

答：有过异常孕产史、此次孕期生病、接触过有毒物品、服过各种药物的孕妈妈，更应进行孕期咨询。孕期咨询从早孕期开始。

（1）有异常孕产史者的咨询：异常孕产史一般指曾发生自然流产（特别是习惯性流产）、死胎、畸胎、死产等。病因包括内分泌功能异常，子宫异常（如子宫畸形、肌瘤、发育不良、内膜息肉、宫颈撕裂），染色体异常，母胎血型不合，病毒或弓形虫感染，接触各种放射性物质及有毒物品等。此外，心理、精神因素也有一定的影响。

（2）本次妊娠期患者的咨询：除常规产检外，凡本次妊娠期间出现剧烈呕吐、腹痛、阴道出血、感冒、发热、水肿、头痛、视力障碍等症状，都应及时孕前咨询。①妊娠剧吐：孕期大多数的妇女都有不同程度的头晕、胸闷、恶心呕吐、食欲缺乏等，这种生理反应一般在早孕3个月后都会消失。若呕吐剧烈，食入即吐，甚至喝少量水也会发生呕吐，就是妊娠剧吐，不是生理反应。因为长期的剧烈呕吐，不能进食、进水，会造成营养不良，影响胎儿发育和孕妇健康，影响胚胎神经管闭合或增加兔唇、腭裂的机会。②腹痛及阴道出血：孕早中期有阴道出血及下腹胀坠、隐痛，是流产的常见症状。通过咨询和检查，如胚胎仍然存活，则进行安胎治疗；若胎儿已经死亡，则及时进行引产和清宫。若孕早期出现下腹剧烈疼痛伴少量的阴道出血，则有可能是宫外孕破裂，如不及时处理，危及孕妇的生命。若孕晚期出现阴道出血、腹痛，则应考虑为早产、胎盘早剥及前置胎盘，更应及时处理，否则危及孕妇及胎儿的生命。③感冒发热：孕早期感冒发热，体温高达38.5℃以上，特别是流行性感冒，易对胎儿造成不良影响，除及时治疗感冒外，有条件者还应做TORCH检测、产前筛查、B超等检查，以诊断有无胎儿畸形发生。④水肿、头痛、视力障碍：若孕中晚期出现下肢水肿并延至膝关节以上，伴有头晕、头痛，甚至视力障碍，则是妊娠高血压综合征的表现，重者有水肿、高血压、蛋白尿并存，甚至抽搐、昏迷，随时危及生命，应予以高度重视。⑤孕期用药及不良接触史：若孕早期接触过有害的药物或毒物，应请专家根据药物或毒物的种类、时间、剂量、毒性的强弱等推测胎儿可能发生异常的种类、严重程度及概率。若胎儿发生异常的概率较高，而又处于孕早期，可考虑终止妊娠，否则于孕中期行产前诊断。⑥避孕失败的妊娠：如妊娠早期误服甾体类避孕药，发生胎儿畸形的机会增加，应考虑终止妊娠。带宫内节育器或阴道使用杀精药后受孕者，均以不继续妊娠为宜，因为宫内节育器有致流产、胎儿畸形的可能。

123. 怎样做孕早期的优生检查?

答:孕12周即3个月以前为孕早期。第1次产检时间通常在停经6周左右,主要目的是明确是否怀孕以及是否为宫内孕。第2次产检时间通常在孕12周左右,做例行产检,同时进行NT测量,排除是否有明显的结构异常、确定怀孕的周数以及胚胎的发育情况。孕12周时要开始早孕建册,做血常规、尿常规、妇科、梅毒筛查等检查。

124. 怎样做孕中期的优生检查?

答:孕13～27周即3～7个月左右为孕中期。每4周产检1次,孕15～20周做产前筛查(高危因素另行检查),可安排B超检查、孕24～28周葡萄糖耐量试验等。通常将第3次产检时间安排在第16周,需测量骨盆径线和例行产检。将第4次产检时间安排在第20周,做例行产检、彩超排畸和安排第24周的糖尿病筛查。将第5次产检时间安排在第24周,做糖尿病筛查。

检查项目包括以下。

(1)血液分析、血型、Rh血型。

(2)大小便常规、白带常规。

(3)肝肾功能、血糖。

（4）乙肝两对半定量、梅毒筛查、艾滋病筛查。

（5）蚕豆病、地中海贫血筛查。

（6）凝血功能检查。

（7）产前筛查。

（8）优生五项。

（9）心电图检查。

（10）妇科检查。

125. 怎样做孕晚期的优生检查?

答：孕28 ~ 36周即7 ~ 9个月左右为孕晚期。每2周检查1次，通常将第6、7、8、9、10次产检分别安排在第28周、第30周、第32周、第34周、第36周，进行例行产检和胎监检查。第32周时根据需要做1次B超检查，孕28 ~ 33周左右做中期化验（血常规、尿常规、肝功能、胆汁酸等）。

126. 怎样做孕足月的优生检查?

答：孕37 ~ 40周即9 ~ 10个月左右为孕足月。每周检查1次，＞40周时每3天检查1次，通常将第11、12、13、14次产检分别安排在第37周、第38周、第39周、第40周，进行例行产检和胎监检查，孕37 ~ 38周时复查1次B超，满41周住院待产。

例行产检包括：称体重、测血压、量宫高腹围、检查胎方位、听胎心音。

127. 孕期做多少次B超检查为宜?

答：一般建议进行4次B超检查。第1次检查在孕早期，主要确定是否怀孕，对于无法确定怀孕时间的孕妈妈，还可通过B超检查估测孕周，另外可检测胎儿颈后透明层（NT）。第2次检查一般在孕4～5个月的时候，主要确定胎儿的发育情况，包括检查有无先天的畸形、胎儿的生长情况等。第3次一般在孕7个半月左右，主要检查胎位是否正常，如果这时候的胎位不正，可以采取一些措施加以纠正。如果到孕8个多月才知道胎位不正，再想纠正就困难了。第4次检查是在临产前，确定胎方位、胎盘的成熟程度、羊水量的多少等，为分娩做好准备。

128. B超、三维B超、四维B超有什么不同?

答：一般的B超是二维超声、切面成像，其图像是一个断面，通常只有B超医生才能看懂。而三维和四维B超为立体成像，能够多方位、多角度地观察宫内胎儿的生长发育情况，用于早期排畸检查，其图像与实际结构基本一致，一般的人都能看懂。三维B超是某个时间点上的静态照片，最佳的检查时间为孕22～26周。四维B超是动态的，可刻录动态、连续的光盘，最佳的检查时间为孕20～26周。

129. 什么叫胎心监护?

答：胎心监护是胎心胎动宫缩图的简称，是应用胎心率电子监护仪将胎心率曲线和宫缩压力波形记下来供临床分析的图形，是正确评估胎儿宫内状况的主要检测手段，采用的微波技术一般对胎儿没有危害。

130. 为什么要做胎心监护?

答：建议所有的孕妈妈在孕36周后都要进行胎心监护，特别适合于：

（1）有糖尿病并且在进行胰岛素治疗，高血压或有其他疾病可能会影响孕期的健康。

（2）胎儿比较小或发育不正常。

（3）胎儿的胎动比平时少了。

（4）羊水过多或羊水过少。

（5）做过胎儿外倒转术等来纠正胎位，或者在孕晚期做过羊水穿刺。

（6）已经过了预产期，医生想了解胎儿在宫内的状况。

（7）曾经在孕晚期出现过死胎，或具有类似于上一次的流产指征，在此情况下，医生可能会建议从孕28周就开始做胎心监护。

（8）满9个月后的常规胎心监护按每周1次进行，每次必须连续20分钟无间断地监听。

131. 孕妈妈怀孕1~3个月内，应注意什么？

答：（1）注意生活规律，避免劳累，如果担任对胎儿有害的工作，可根据诊断证明请示调换岗位。

（2）避免放射性检查和治疗，应说明已怀孕，以避免应用妊娠禁忌的药物。

（3）避免摔倒及在不平的路面上骑车或长途骑车，不宜做蹲下及弯腰的劳动（如扫地及搓洗衣服等），也不宜将重物上举，以避免流产。

（4）不宜到人多的地方，以免感染病毒性传染病（如流感、水痘、风疹、单纯疱疹等）而危害胎儿。

（5）如有腹痛、见红等先兆流产情况，要避免性生活以防流产。

（6）有早孕反应时应少食多餐，以补充因食欲不佳和呕吐等所致的营养素流失，妊娠第3个月时应到产科做产前检查。

132. 孕妈妈应该知道哪些孕期常识?

答:(1)计算预产期的方法为"末次月经日期加7、月份加9或减3"。

(2)胎儿在母体内的生长时间为40周,即280天。

(3)妊娠反应出现的时间通常为妊娠4周左右。

(4)妊娠反应消失的时间通常为妊娠12周后。

(5)初次产前检查时间为停经后3个月内。

(6)自然流产易发生于怀孕5个月内,大多数发生在怀孕3个月内。

(7)产前检查的间隔时间为:怀孕5个月内1～2个月检查1次;怀孕6～7个月时每月检查1次;怀孕8个月后每2周检查1次;怀孕最后1个月时每周检查1次;有特殊情况时,随时检查。

(8)孕前体重在正常范围内,孕期体重的增加范围为每周应少于0.5千克,整个孕期的体重增加以11.5～16.0千克为宜。

(9)自觉胎动出现时间为妊娠16～20周。

(10)胎动最频繁的时间为妊娠28～38周;胎动的正常次数为每12小时30～40次左右,不应低于15次。

(11)早产的发生时间为妊娠28～37周内。

(12)胎心音的正常次数为每分钟120～160次。

（13）过期妊娠为超过预产期14天。

133.怎样选择顺产或剖宫产?

答：到目前为止，自然分娩仍然是最理想、最安全的分娩方式，除非有剖宫产的临床指征。自然分娩的胎儿成熟，肺部适应性好，精细动作好，免疫力得到提高；产妇恢复快，方便再生育。而剖宫产易造成新生儿黄疸等并发症，产妇有麻醉意外的危险、出血量增多、不利于再次怀孕、术后疤痕及月经时间长等后遗症的可能。

第九章

优生与遗传咨询

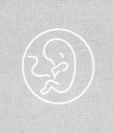

🕮 134. 21- 三体综合征, 你了解吗?

答: (1) 病因: 在生殖细胞形成过程中, 减数分裂时第21号染色体发生不分离, 结果形成染色体数目异常的精子 (24,X 或 24,Y) 或卵子 (24,X)。当异常的精子或卵子与正常的卵子或精子受精后, 就产生 47,XX (XY),+21 的三体型。原发性21- 三体综合征为所有的细胞中均多1条21号染色体, 约占95%的病例。嵌合体21- 三体综合征为部分细胞正常, 部分细胞内多1条21号染色体, 约占5%的病例。携带易位21号染色体的夫妇, 可将易位的21号染色体遗传给胎儿, 如未致胎儿的21号染色体数目增加, 则胎儿的表型正常; 如致胎儿的21号染色体数目增加或为非平衡易位, 则表现为21- 三体综合征 (图9.1)。

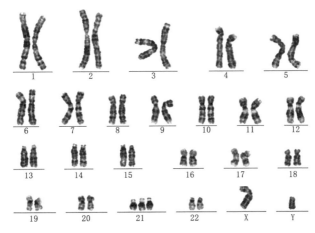

图9.1 21- 三体综合征

（2）临床表现：21-三体综合征又称为先天愚型或唐氏综合征，脸扁平，眼距宽，外眼角上斜，内眦赘皮，鼻根低平，舌大，张嘴，流涎，智力低下并随年龄增长而逐渐明显，智商为25～50，如存活至成人期，则常在30岁以后即出现老年性痴呆症状。常呈现嗜睡和喂养困难，身体发育缓慢，动作发育和性发育都延迟。常伴有先天性心脏病等其他畸形，因免疫功能低下，易患各种感染。男性唐氏婴儿长大至青春期，多数不会有生育能力，而女性唐氏婴儿长大后可能有月经，并且有可能生育。有报道，孕妇在35岁有21-三体综合征胎儿的风险为1/385、在40岁发生的风险为1/106、在45岁发生的风险为1/30，活产新生儿的发生率为1/800～1/750。

（3）产前诊断结果：经羊膜腔、脐静脉或绒毛膜穿刺，取胎儿的细胞培养、染色体制备及核型分析后，可发现多了1条第21号染色体（正常为2条21号染色体，21-三体综合征的患儿有3条21号染色体），结果报告为47,XX(XY),+21。

（4）产前诊断处理：只要产前诊断报告胎儿为21-三体综合征（多1条21号染色体），原则上建议终止妊娠。孕妈妈可持报告单，找遗传咨询门诊、胎儿医学门诊等专家，进入定期的专家会诊流程，拿到引产证明后，办理住院手续后进行引产处理。

135. 18– 三体综合征, 你了解吗?

答:（1）病因：发病机制类同于21–三体综合征，认为是在生殖细胞形成过程中，减数分裂时第18号染色体不分离所致，类同于21–三体综合征的发生。易位型18–三体综合征可来自父方或母方。

（2）临床表现：18–三体综合征（trisomy 18 syndrome）（图9.2）又称Edwards（爱德华）综合征，是次于21–三体综合征的常染色体三体征。患者有47条染色体，其中，第18号染色体为三体性。这种综合征的发生率随母亲怀孕年龄的增大而增加。其临床表现为重度智力低下，出生时体重过低，肌张力低，伴躯体发育畸形。如枕部突出，形成长颅，外耳畸形，小腭畸形，颈短，胸骨短，手指屈曲畸形，先天性心脏病，脑或脊髓畸形等。有报道，40%的18–三体综合征患儿存活至1个月，5%存活至1岁，1%存活至10岁，活产婴儿的发生率约为1/6000，约1/3000胎儿中可检测到18–三体，多数患儿在怀孕过程中死亡。

（3）产前诊断结果：经羊膜腔、脐静脉或绒毛膜穿刺，取胎儿的细胞培养、染色体制备及核型分析后，可发现多了1条第18号染色体（正常为2条18号染色体，18–三体综合征的患儿有3条18号染色体），结果报告为47,XX（XY）,+18。

（4）产前诊断处理：只要产前诊断报告胎儿为18–三体

综合征（多1条18号染色体），原则上建议终止妊娠。孕妇可持报告单，找遗传咨询门诊、胎儿医学门诊等专家，进入定期的专家会诊流程，拿到引产证明后，办理住院手续后进行引产处理。

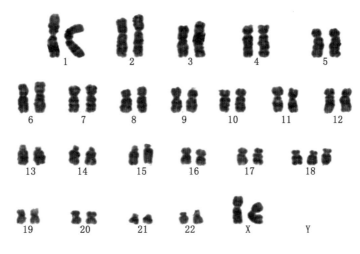

图9.2　18–三体综合征

136. 13–三体综合征，你了解吗？

答：（1）病因：发病机制类同于21–三体综合征和18–三体综合征，认为主要是由于亲代之一的生殖细胞在减数分裂形成配子时，或受精卵在有丝分裂时13号染色体发生不分离，使胚胎体细胞内存在一条额外的13号染色体，类同于21–三体综合征的发生。

（2）临床表现：13-三体综合征又称Patau综合征，在新生儿中的发病率为1/10000～1/4000，女性明显多于男性，发病率随孕母年龄的增高而增加。本病的主要特征为严重智能低下、特殊面容、手足及生殖器畸形，并可伴有严重的致死性畸形。约95%的患儿死于怀孕过程，新生儿的发生率约为1/10000，约90%在1岁内死亡。80%的病例为典型的13-三体，核型为47,XX（XY），+13，其余的则为嵌合型或易位型。

（3）产前诊断结果：经羊膜腔、脐静脉或绒毛膜穿刺，取胎儿的细胞培养、染色体制备及核型分析后，可发现多了1条第13号染色体（正常情况下为2条13号染色体，13-三体综合征的患儿有3条13号染色体），结果报告为47,XX（XY），+13。图9.3为13-三体综合征。

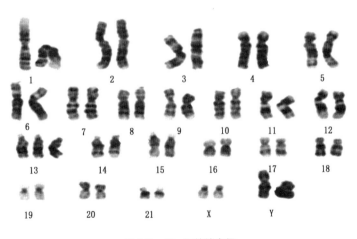

图9.3　13-三体综合征

（4）产前诊断处理：只要产前诊断报告胎儿为13-三体综合征（多1条13号染色体），原则上建议终止妊娠。孕妇可持报告单，找遗传咨询门诊、胎儿医学门诊等专家，进入定期的专家会诊流程，拿到引产证明后，办理住院手续后进行引产处理。

⌇ 137. Turner 综合征 (45,X)，你了解吗?

答：（1）病因：Turner综合征（图9.4）的表型是女性，在活产女婴中约占0.4‰，其发生率低是因为X单体的胚胎不易存活，约99%的病例发生流产。该病也是人类唯一能生存的单体综合征。单一的X染色体多数来自母亲，因此，失去的X染色体可能由于父亲的精母细胞性染色体不分离所造成的。

（2）临床表现：表型为女性，以侏儒、性幼稚状态、颈蹼、肘外翻为特点的性腺分化异常综合征。其典型的病例性染色体核型为45,X。由于性染色体异常，卵巢不能生长和发育，因此，卵巢呈条索状纤维组织，无原始卵泡，也没有卵子，故缺乏女性激素，导致第二性征不发育和原发性闭经。

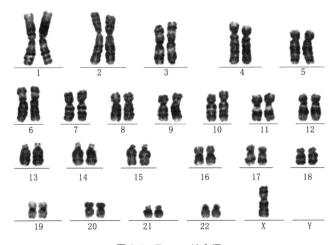

图 9.4 Turner 综合征

（3）产前诊断结果：染色体核型分析结果报告为45,X（少了1条X性染色体）。

（4）产前诊断处理：只要产前诊断报告胎儿为45,X，孕妇可持报告单，找遗传咨询门诊、胎儿医学门诊、产科门诊等专家，进入定期的专家会诊流程，原则上会出具疾病诊断报告，孕妇知情理解后，可提出终止妊娠的诉求，拿到处理证明后，办理住院手续后行引产处理。

138. XXX 综合征，你了解吗？

答：（1）病因：主要是由于生殖细胞减数分裂时同源染色体不分离或合子有丝分裂时姐妹染色单体不分离所导致。

（2）临床表现：身高可略高于正常女性的平均身高，下半身更明显，头围较大。外生殖器无明显异常，一般可生育正常核型的后代，但少数存在低生育能力或无生育能力。智力稍低，少数患者可有学习、语言、行为障碍，精神疾病的发生率较正常人高。女婴中的发生率约为1/1000，因为多数患者仅表现轻微症状或不表现症状，估计90%的XXX综合征（图9.5）未得到诊断。

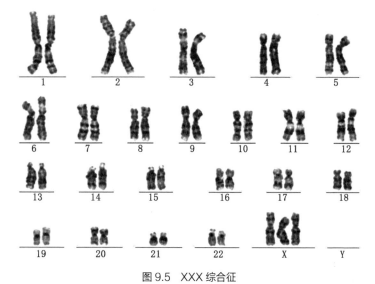

图9.5 XXX综合征

（3）产前诊断结果：染色体分析结果报告为47,XXX（多了1条X性染色体），或其他的嵌合体型。

（4）产前诊断处理：如果产前诊断报告胎儿为47,XXX，孕妇可持报告单，找遗传咨询门诊、胎儿医学门诊、产科门诊等专家，孕妇可提出知情建议，可进入定期的专家会诊流程，进行后续处理。

139. Klinefelter 综合征（47,XXY），你了解吗？

答：（1）病因：主要由于生殖细胞减数分裂时染色体不分离或合子有丝分裂时染色体不分离所导致，减数分裂不分离为47,XXY形成的主要原因。另外，常染色体的非整倍体在Klinefelter综合征（图9.6）中也较常见。

（2）临床表现：青春期前症状不明显，身高较同龄儿偏高，部分患者可表现为学习成绩差，语言功能偏低；睾丸小、质硬，无精子产生，不育，部分患者的阴茎细小；青春期后的第二性征不明显，无喉结，无胡须，体毛少，阴毛呈女性分布，约25%表现男性乳房发育，皮肤较细软，皮下脂肪丰满，说话声音似女性，体力较差；身材瘦高，四肢长，双手平举时两中指的间距超过身高；约1/4患者有轻度或中度智力减退，并随X染色体数目的增加，智力发育不全的症状加重；少数患者有精神异常和抵触社会行为；部分轻症患者除婚后不育外，无其他的任何异常；嵌合型患者的症状相对较轻。至少有50%的47,XXY的胎儿在孕期自发流产，男婴中的发生率约为1/1000 ~ 1/500。

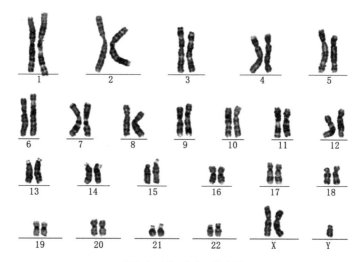

图 9.6　Klinefelter 综合征

（3）产前诊断结果：染色体分析结果报告为47,XXY（多了1条X性染色体），或其他的嵌合体型。

（4）产前诊断处理：如果产前诊断报告胎儿为47,XXY，孕妇可持报告单，找遗传咨询门诊、胎儿医学门诊、产科门诊等专家，孕妇可提出知情建议，可进入定期的专家会诊流程，进行后续处理。

140. 47, XYY, 你了解吗?

答：（1）病因：主要是由于生殖细胞发育时，减数分裂Y性染色体不分离或合子有丝分裂时Y性染色体不分离导致（图9.7），一般认为这种情况的发生是偶发性的。

（2）临床表现：身高常超过180cm，缺少自制力，国外有学者认为患者脾气暴烈，好斗，进攻性强，容易犯罪，包括性行为不当而犯罪。智力正常或低下，一般有生育能力。男婴中的发生率约为1/1000。

（3）产前诊断结果：染色体分析结果报告为47,XYY（多了1条Y性染色体），或其他的嵌合体型。

（4）产前诊断处理：如果产前诊断报告胎儿为47,XYY，孕妇可持报告单，找遗传咨询门诊、胎儿医学门诊、产科门诊等专家，孕妇可提出知情建议，可进入定期的专家会诊流程，进行后续处理。

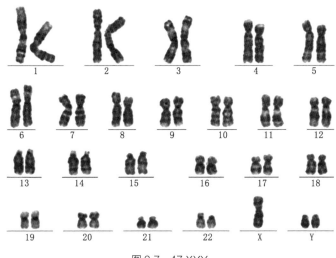

图9.7 47,XYY

141. 猫叫综合征,你了解吗?

答:(1)病因:5号染色体短臂末端部分缺失所致。

(2)临床表现:患儿的哭声高调尖锐、似猫叫而得名。智力障碍、发育迟缓、小头、低出生体重、婴儿期的肌张力低下,特殊的面容表现为宽眼距、低耳位、小下颌和圆脸。

(3)产前诊断结果:染色体分析结果标记为5p-,或其他的嵌合体型。

(4)产前诊断处理:只要产前诊断报告胎儿为猫叫综合征(5p-),原则上建议终止妊娠。孕妇可持报告单,找遗传咨询门诊、胎儿医学门诊等专家,进入定期的专家会诊流程,拿到引产证明后,进行后续处理。

142. 染色体易位,你了解吗?

答:(1)病因:染色体易位可理解为两条非同源染色体间互换一个区段,就是两条染色体同时发生断裂,断下的区段相互交换重接,也可以是一条染色体断裂后接到另一条染色体上。如果在断裂重接过程中没有丢失染色体片段,就称为平衡易位;如果丢失了染色体片段,就称为不平衡易位。染色体易位的结果也可改变原来基因间的连锁关系,使本来在不同染色体上的基因由于染色体易位而处在相互邻接的位置上，特别是染色体断裂和重接位置上的基因改变，会产生明显的表型效应。

（2）临床表现：染色体平衡易位者的自身表现正常，在生育子代时可产生正常（无易位，约1/18）或与亲代同样平衡易位的子代，但大多为染色体异常（非平衡易位），所以易发生流产。

（3）产前诊断结果：染色体核型的分析结果报告为染色体易位核型。如图9.8为染色体易位核型图，5号染色体与14号染色体发生易位（第2条5号断裂的长臂连接到第2条14号长臂末端）。

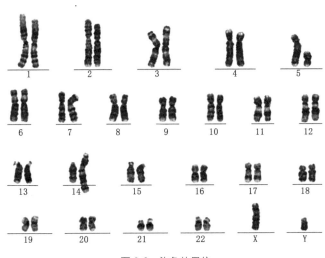

图9.8　染色体易位

（4）产前诊断处理：如果产前诊断报告胎儿为平衡易位，其易位来自父方或母方，一般的临床表现亦类似于父方或母方，一般无须后续处理。如果孕妇还不放心，可以进行基因芯片等进一步验证，孕妇可持报告单，找遗传咨询门诊、胎儿医学门诊的专家咨询。但如果报告胎儿为非平衡易位，如染色体缺失，就要进入定期的专家会诊流程，拿到引产证明后，进行后续处理。

143. 染色体多态性产前咨询，你了解吗？

答：孕妈妈拿到宝宝染色体多态性报告时，无须紧张，因为一般的多态性只是正常人群中不同个体之间的"正常差异"，犹如各人有各人的长相。虽然有个别染色体多态性被认为可能与生殖异常有关，但目前仍然依据不足，尚未定论，所以也没必要为尚未定论的结果杞人忧天。

染色体多态性好发于1、9、13、14、15、16、21、22号及Y染色体，包括短臂的随体长度增加（ps+）、短臂的随体长度减少（ps-）、短臂的随体柄长度增加（pstk+）、短臂增加（p+）、次缢痕增加（qh+）、次缢痕减少（qh-）、着丝粒异染色质区增加或减少（cenh+/cenh-）、臂间（内）倒位等。在羊水染色体核型分析报告中，涉及具体的染色体报告，表达为：1qh+、9qh+、9qh-、inv（9）、（13 ～ 15/21 ～ 22）ps+/ps-/p+/p-/pstk+/pstk-/ cenh+/cenh-、16qh+、 大Y（Y ≥ 18）、 小Y（Y ≤ 21）、inv（Y）、Yqh+、Yqh-、Yps+、Yps-、Yp+、Yp-等。其中，inv（Y）像20号、Yqh-像21号（只

有1条G带）、Yp+像18号，应注意区别于20号、21号、18号及断裂的X染色体短臂。

胎儿的染色体多态性通常自夫妇继承，其临床表现通常也随同夫妇，即临床表现正常的染色体多态性夫妇通常可生育同类染色体多态性的婴儿，婴儿的临床表现也如同夫妇。所以，无须因染色体多态性的临床表现尚未定论、文献报道不一致而对染色体多态性报告的产前咨询犯难（难以回答是正常或异常）。其实就染色体多态性而言，只要看怀染色体多态性胎儿的夫妇的临床表现就可推测染色体多态性胎儿的临床表现，产前咨询中无须为染色体多态性而感到棘手。

鉴于染色体多态性通常为"正常差异"，产前诊断技术人员应严格把关、慎重报告，以免引起孕妈妈不必要的担心，甚至将染色体多态性误认为染色体异常而进行临床处理。

但对于 $Y \geqslant 15$、$Y \leqslant 21$（G显带只有1条深带）、inv（Y）即Y像20号染色体、p+（像21号染色体）之类特殊的多态性，应核对夫妇染色体或基因芯片检测，进行产前咨询，判断是否为新发的染色体结构改变或基因组异常，并作出相应处理。

144. 常见的染色体多态性，你了解吗?

答：（1）倒位（inv）

① 9号染色体臂间倒位：如图9.9，在两条9号染色体中，左边为正常的9号染色体，右边为9号染色体臂间倒位，表示为inv（9），如46,XY,inv（9）。Inv（9）较为常见，有报道inv（9）与不育不孕等生殖异常可能有关，但也有报道两者的关联性缺乏依据。

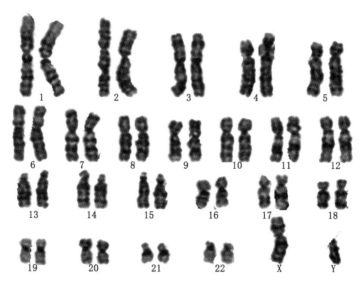

图9.9　9号染色体臂间倒位

② Y染色体臂间倒位（图9.10）：表示为inv（Y），如46,X,inv（Y）。针对这种多态性，可核对夫方的Y染色体或基因芯片检测，如与夫方的Y染色体结构一致，则胎儿的临

床效应随同父亲。

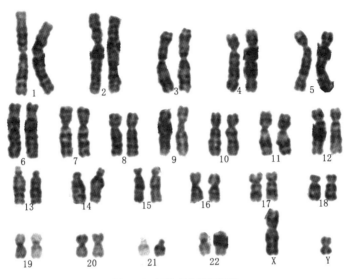

图 9.10　Y 染色体臂间倒位

（2）大 Y（Y≥18）或小 Y（Y≤21）

①大 Y（图 9.11）：一般以 18 号为标准，Y 大于或等于 18号者称为大 Y，报告形式如 46，XY（Y≥18）。如果 Y≥13，则需核对夫方的 Y 染色体或基因芯片检测，如果两者一致，通常胎儿的临床表现也类似于父亲。有报道认为大 Y 会有基因重复从而可能影响精子的质量，影响生育。

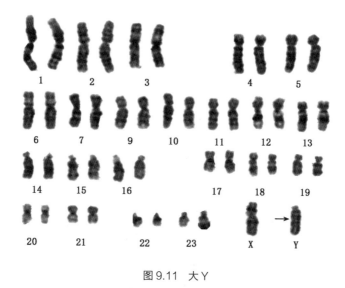

图9.11 大Y

② 小Y（图9.12）：一般以21号为标准，Y小于或等于21号者称为小Y，报告形式如46,XY（Y≤21）。对于特别明显的小Y，可核对夫方的Y染色体，看两者的Y染色体是否一致，或可做基因芯片等进一步检查。如图9.12，虽然Y染色体的大小接近于21号染色体，但其染色均匀、区带完整，可以不报告小Y。如图9.13，Y染色体明显小于21号染色体，可以报小Y。特别是对于仅可见一条较浅深带，甚至比21号染色体的深带更浅、更细的Y染色体，这种Y染色体可能为Yqh–，需核对夫方的Y染色体，看两者是否一致，或进行基因芯片等进一步检测，确定是否有Y基因缺失。

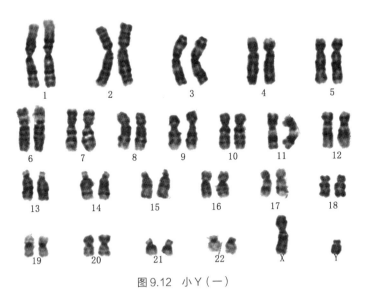

图 9.12　小 Y（一）

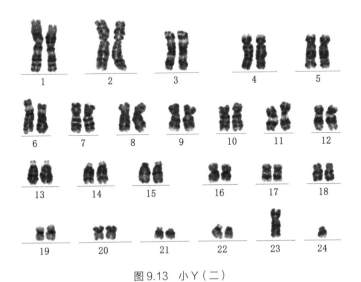

图 9.13　小 Y（二）

（3）染色体随体延长（ps+）或短臂延长（p+）

① 22号染色体随体延长（图9.14）：表示为22ps+，报告形式如46,XX,22ps+（其他如21号、13号、14号、15号染色体随体延长的表示方法类同，分别表示为21ps+、13ps+、14ps+、15ps+）。如图9.15中第1条22号染色体的着丝粒上方的浅带（随体柄）长度达到其着丝粒下方的染色体长臂的长度，可以报告为22pstk+。

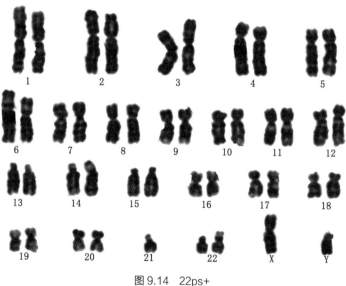

图9.14　22ps+

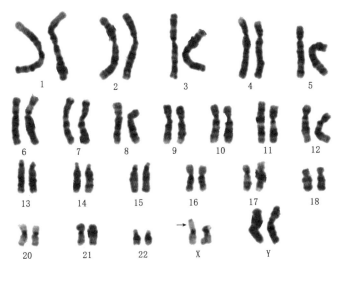

图 9.15 22pstk

② 14号染色体短臂延长：表示为14p+，报告形式如46,XX,14p+（其他如21号、22号、13号、15号染色体短臂延长的表示方法类同，分别表示为21p+、22p+、13p+、14p+、15p+）。这些染色体p+是指短臂延长，如图9.16中第2条14号染色体的短臂增加，增加的短臂像21号染色体，可以报告为14p+。针对这种情况，应当进一步检查夫妇的染色体或基因芯片，区别是否来自夫妇以及是否为21号染色体。

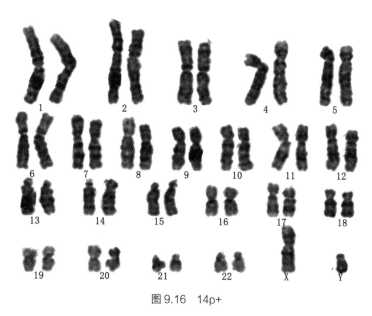

图9.16　14p+

③ pstk+（图9.15）：表示发生在D组（13、14、15号）染色体或G组（21、22号）染色体端着丝粒处的随体柄延长，如13pstk+、14pstk+、15pstk+、21pstk+、22pstk+，通常认为都是非病理性的多态性变化。

（4）次缢痕延长（qh+）

① 9号染色体次缢痕延长（图9.17）：如图中第1条9号染色体，如果9号染色体9q11～q13的长度延长超过群体（正常）9q11～q13的长度1～2倍或以上，或有上述延长同时能看到增加的染色浅于9q21的深带，表示为9qh+，报告形式如46,XX,9qh+。

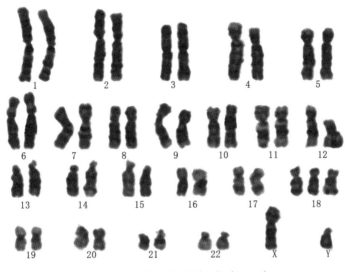

图9.17　9号染色体次缢痕延长（9qh+）

②1号染色体次缢痕延长（图9.18）：第1条1号染色体着丝粒下方"倒三角"深染区带（1q12）延长至1q23（1q12与1q23之间均为深染）或以上，或该深染区带（1q12）增长达到群体（正常）1号染色体该区带（1q12）的3倍或以上，可报告为1qh+，报告形式如46,XX,1qh+。

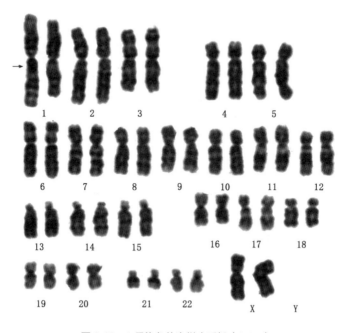

图9.18　1号染色体次缢痕延长（1qh+）

③ 16号染色体次缢痕延长（图9.19）：16号染色体16q11（主要是16q11.2）区带深染、延长达到或超过16q21～23的长度，或达到16号短臂的大小（q12～q13），使整条16号染色体长度比群体（正常）16号染色体增长1/3或以上，表示16qh+，报告形式如46,XX,16qh+。

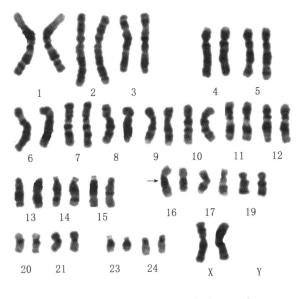

图9.19 16号染色体次缢痕延长（16qh+）

④Y染色体次缢痕延长：表示为Yqh+或大Y，报告形式如46,XY,Yqh+。

（5）染色体随体缺失（图9.20、图9.21）

图9.20为第2条13号染色体短臂随体缺失(13p11.2-13/13p12-13)，表示为ps-，报告形式如46,XX,13ps-。图9.21为第2条21号染色体短臂随体缺失(21p11.2-13/21p12-13)，报告形式如46,XX,21ps-。

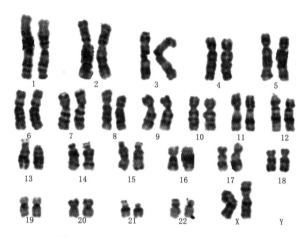

图9.20　13号染色体随体缺失（13ps−）

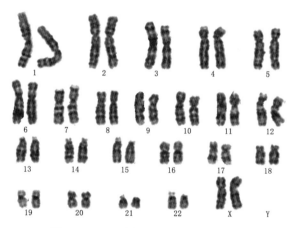

图9.21　21号染色体随体缺失（21ps−）

（6）标记染色体（mar）

标记染色体（mar）指来源不明的染色体，如图9.22中位于最后一排（第五排）的染色体，图9.23中位于22号染色体位置的第1条染色体。虽然标记染色体一般没有临床症状，但对这种核型的胎儿应进一步做基因芯片或父母外周血染色体等检查，以便核对确诊，并找有资质的专科医生咨询。

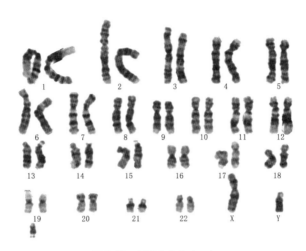

图 9.22 标记染色体（一）

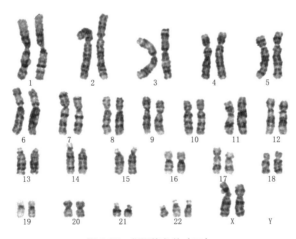

图 9.23 标记染色体（二）

145. 染色体微缺失或微重复基因芯片检测的解读，你了解吗？

答：（1）检测方法：基因芯片（微阵列CMA）是一种用于检测人遗传物质（DNA）的新技术。可进行全基因组扫描，检测传统的染色体核型分析所无法分辨的染色体微重复或微缺失，即基因组拷贝数的增加或减少。其检测原理是将待测DNA和正常对照DNA分别用红色和绿色荧光染料标记，两者混合后与全基因组DNA芯片（或SNP芯片）进行杂交，杂交后的芯片经激光扫描，所得数据再经计算机分析，得到待测标本的基因组缺失或重复的检测结果。在产前诊断中还应进行先证者、父母的检测，以及查阅相关的基因数据库，以进行综合对比分析。

（2）适应人群：有相应遗传病的家族史或生育史，以及有关检查结果提示需要进一步基因芯片检查者。常用于儿童孤独症、智障、先天性缺陷等染色体相关的微缺失或微重复综合征，以及产前DNA诊断、流产胎儿组织、白血病和肿瘤组织的DNA检测，但不能检测染色体平衡易位、平衡倒位等平衡重排。

（3）结果解释：如果胎儿变异的基因与先证者相同，则致病的可能性较大；如果胎儿变异的基因与正常父母相同，虽致病的可能性不大，但也不能完全排除；如果胎儿变异的基因与正常父母不相同，属于新发变异，则有致病的可能性，或为正常的变异；如果胎儿变异的基因在基因数据库中记载了某些遗传病，则胎儿患同类遗传病的可能性较大；如果基因数据库中没有记载相关的遗传病，则也不能完全排除患病的可能性。

146. 单核苷酸多态性基因芯片检测的解读, 你了解吗?

（1）检测方法：单核苷酸多态性是由基因组核苷酸水平上的变异引起的DNA序列构象多态性，包括单个碱基的转换、颠换、缺失或插入。这种DNA序列多态性可采用单核苷酸多态性基因芯片检测。

（2）适应人群：有相应遗传病的家族史或生育史，以及有关检查结果提示需要进一步基因芯片检查者。适应人群类同于染色体微缺失、微重复的基因芯片检测。

（3）结果判读：类同于染色体微缺失、微重复的基因芯片检测。单核苷酸C与G被单核苷酸T与A所取代，形成新的DNA碱基序列，其DNA的形态也随之发生变化。

147. DNA 序列测定的解读, 你了解吗?

答：（1）检测方法：DNA（基因）的基本结构为由 A、T、

C、G四种碱基按特定顺序排列而形成的链状，当基因突变时，这些DNA碱基对会发生置换、增加或缺失，从而引起基因结构的改变而出现基因型或表型的变异。这四种碱基的特定排序以及是否增加、缺失或被置换，可用测序技术检测出来。

（2）结果判读：DNA的测序结果图通常由红、黑、绿和蓝色测序峰组成，分别代表不同的碱基序列。红峰、黑峰、绿峰和蓝峰分别代表T、G、A和C碱基，根据峰的特点，测序仪自动给出测序结果。

（3）临床应用：根据常染色体显性遗传病的特征及家系分析，有针对性地选取胎儿、夫妇、先证者或家族成员的细胞，提取DNA，进行基因检测、分析和诊断，评估再生育（胎儿）的遗传风险，从而在试管婴儿植入前或产前阻断遗传病患儿的出生。

148. 苯丙酮尿症，你了解吗？

答：（1）主要特征：苯丙氨酸羟化酶基因发生改变，使苯丙氨酸在体内积累过多，损伤了婴儿的中枢神经系统。患者的皮肤毛发色浅，有不同程度的智力低下，发育迟缓，尿有鼠尿样臭味。该病是一种可治性遗传性代谢病，但需早发现、早治疗。目前基本普及了筛查，要求新生儿出生72小时内充分哺乳后检查。

（2）基因检测：需先对先证者和父母进行分析，确定其突变基因，然后有针对性地检测胎儿的羊水或脐血，分析是否存在与先证者相同的基因突变。若能确定先证者两个等位基因突变，则结果明确；若基因突变不明确，但有先证者相同的多态性标记，则胎儿有风险。

149. 杜氏进行性肌营养不良，你了解吗?

答：（1）主要特征：为原发性横纹肌变性并进行性发展，初为行走笨拙，易跌倒，登梯及起立时有困难，从仰卧到起立必须先俯卧，双手撑地，再用两手扶小腿、大腿才能站起。进行性肌肉萎缩，一般不累及面部和手部肌肉。

（2）基因检测：基因位于 Xp21，取孕 11 周的绒毛或约孕 16 周的羊水（防母源污染），进行染色体核型分析。该病的特点是女性 1/2 携带者（表型正常）、1/2 正常，男性 1/2 发病、1/2 正常。所以，男性胎儿需进一步进行基因检测，分别进行缺失型、重复型、点突变型分析。

150. 血友病，你了解吗?

答：（1）主要特征：血友病 A 是由于血浆中第Ⅷ因子凝血时间延长，血友病 B 是由于血浆中凝血酶成分 PTC，即第Ⅸ因子缺少。血友病患者有轻微创伤时即出血不止，不出血时与正常人无异。

（2）基因检测：家族中携带致病基因的女性生育时须行产前诊断，一般取孕 18 ～ 22 周羊水或孕 22 ～ 26 周脐血，先通过 SRY 基因检测进行性别鉴定。男性 50% 发病，女性 50% 为携带者（表型正常）。如为男性，则与先证者基因平行检测 F8 基因内含子 22 倒位和内含子 I 倒位，以诊断血友病 A；对相关 F9 基因进行全外显子测序，做基因突变分析，以诊断血友病 B。

151. 色盲，你了解吗？

答：（1）主要特征：将所有的颜色看成无色，红绿色盲为不能区别红色和绿色，主要表现为畏光、眼球震颤、视力下降和色觉异常。

（2）基因检测：目前共发现 5 个全色盲致病基因，分别是 CNGA3、CNGB3、GNAT2、PDE6C、PDE6H。

152. 耳聋，你了解吗？

答：（1）主要特征：可分为非综合征性耳聋和综合征性耳聋。非综合征性耳聋约占遗传性耳聋的 70%，按遗传模式分为常染色体隐性遗传性耳聋（75% ～ 80%）、常染色体显性遗传性耳聋（10% ～ 20%）、X 连锁遗传性耳聋（约 1%）、

Y连锁遗传性耳聋和线粒体遗传性耳聋（小于1%）。综合征性耳聋约占遗传性耳聋的30%，遗传模式同非综合征性耳聋，但除耳聋外，还伴有其他相关器官或系统疾病。

（2）基因检测：分析遗传模式，选取胎儿、夫妇、先证者或家族成员的细胞，提取DNA，进行基因检测、分析和诊断，评估再生育（胎儿）的遗传风险，从而在试管婴儿植入前或产前阻断遗传病患儿的出生。目前已定位158个非综合性耳聋基因位点，但用于临床试验检测的基因位点主要有 *GJB2*、*SLC26A4* 和 *12SrRNAA1555G* 基因。

153. 多囊肾，你了解吗？

答：（1）主要特征：可分常染色体显性和隐性遗传多囊肾，肾实质形成大小不等的囊泡，多为双侧。腹痛、血尿、腹部有肿块，有高血压和肾功能衰竭。

（2）基因检测：应用PCR-测序技术，检测多囊肾（polycystic kidney disease，PKD）的 *PKD1* 和 *PKD2* 基因的外显子，但主要还是依据双肾的超声、CT等影像学诊断。

154. Williams 综合征，你了解吗？

答：（1）主要特征：以心血管病变、婴儿期高钙血症、身高矮小、发育障碍等为主要特征的先天异常综合征，是第

7号染色体长臂q11.23基因细微缺陷导致的邻近基因缺失综合征，患病率为1/20000 ~ 1/10000。

（2）基因检测：*ELN*、*LIMK1*和*GTF21*基因。

⅛ 155. 脆性 X 综合征，你了解吗?

答:（1）主要特征：因脆性X智力低下基因Ⅰ（*FMR1*）突变导致，男性全突变率为1/4000 ~ 1/3600，女性全突变率为1/6000 ~ 1/4000，以智力低下为主要表现，发病率仅次于21-三体综合征。

（2）基因检测：检测*FMR1*基因。

⅛ 156. DiGeorge 综合征，你了解吗?

答:（1）主要特征：由22号染色体（22q11.2）微缺失所致，是智力迟滞最常见的病因之一，仅次于21-三体综合征，是先天性心脏病的第二大遗传学病因。临床表现为骨骼畸形，喂养困难，特殊面容（下颌小），腭裂或腭咽功能不全，低血钙，心肾畸形，癫痫，听力丧失，免疫缺陷，学习困难，语言障碍，是精神分裂症的高危人群，30%的患者至少有一次精神错乱发作，1/4的患者进展为精神分裂症。

（2）基因检测：基因芯片、荧光原位杂交检测22q11.2缺失。

157. 罕见病, 你了解吗?

答: 罕见病不是单一的某一种疾病, 而是一大类发病率极低的疾病的统称 (如血友病等)。罕见病在国际上又称为孤儿病, 各个国家与地区对于罕见病的具体定义都有不同的标准。而目前国内还没有对罕见病做出一致的定义。有些罕见病是常染色体隐性遗传病, 有些是由新发的突变基因引起的, 也不排除父母某一方存在生殖腺嵌合而将致病基因传递给子代。绝大部分的罕见病为遗传病, 所以在一定的程度上能够通过遗传诊断 (染色体分析和基因检测等) 找到致病基因, 并通过遗传咨询得到家系再发风险, 进而通过有针对性的产前筛查和产前诊断, 或植入前诊断, 排除胎儿患病的可能。

158. 怎样预防罕见病的出生?

答: 首先要了解自己的家族史, 如果家族中有某种罕见病的患者, 需接受遗传咨询, 从先证者的临床资料开始, 结合家族史, 确定是否为遗传病及遗传方式。如果为遗传病, 可对先证者进行遗传诊断, 如果能明确遗传缺陷, 家系再次生育可进行产前诊断或借助植入前诊断技术辅助生殖。若家族中没有罕见病患者, 根据过往病史, 做好孕前、产前检测，避免危险因素，可以尽量避免遗传性罕见病患儿的出生。

〰 159.什么是出生缺陷？

答：出生缺陷是指在出生前就已经发生的形态结构、代谢功能、精神和行为等方面的异常。形态结构异常表现为先天畸形，生理功能和代谢缺陷常导致先天性智力低下等异常。

〰 160.什么是出生缺陷的一级预防?

答：一级预防是防止出生缺陷的发生，包括婚前检查，遗传咨询，选择最佳的生育年龄，孕期保健（合理营养、预防感染、谨慎用药、戒烟、戒酒、避免接触放射线和有毒有害物质、避免接触高温环境等）。常通过优生科普教育和采取技术手段干预（包括增补叶酸、TORCH检测、预防接种等）。

〰 161.什么是出生缺陷的二级预防?

答：二级预防是为了减少出生缺陷儿的出生，主要是通过孕期的遗传咨询、定期产检、产前筛查、产前诊断等技

术手段，早发现、早诊断和早采取措施，达到优生优育的
目的。

162. 什么是出生缺陷的三级预防?

答：三级预防是对已出生的缺陷婴儿进行新生儿疾病
的早期筛查、早期诊断、及时治疗或介绍转诊，避免或减轻
致残，提高患儿的生活质量。

163. 影响优生的遗传病有哪些?

答：影响优生的遗传病是一种能遗传给子代的疾病，
是由于遗传物质发生了对人体有害的改变而引起的疾病。它
包括基因突变、染色体数目和结构异常等疾病，在羊水或
脐血穿刺进行产前诊断中比较常见的疾病有21-三体综合征
（先天愚型）、18-三体综合征、性染色体异常等。

164. 哪些夫妇要做孕产前遗传咨询?

答：（1）夫妇本人或家系成员患有某种遗传病或先天
畸形。

（2）生育过先天畸形或遗传病患儿。

（3）原因不明的反复流产。

（4）婚后多年不孕不育。

（5）性器官发育异常或原发闭经。

（6）原因不明的智力低下。

（7）染色体畸变患者的父母和同胞。

（8）多发畸形。

（9）近亲婚配和血型不合。

（10）孕妈妈35岁以上，或长期接触不良的环境因素的夫妇。

（11）孕期接触不良的环境因素、病毒感染、服药不当及患有慢性疾病。

优生与环境因素

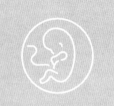

165. 影响优生的主要因素有哪些?

答: 一般认为, 出生缺陷是遗传与环境相互作用的结果, 在影响优生的主要因素中, 染色体畸变占5% ~ 10%, 基因突变占20%, 放射线约占1%, 母体疾病占2% ~ 3%, 宫内感染占2% ~ 3%, 药物和环境化学物质占2% ~ 3%, 环境和遗传相互作用所致的异常占62% ~ 69%。

166. 影响优生的微生物因素有哪些?

答: 影响优生的重要因素之一是孕妈妈在孕期感染了病毒、细菌、寄生虫等病原体, 这些病原体能通过胎盘屏障或子宫颈上行而感染胎儿。这些包括TORCH相关病毒(巨细胞病毒、弓形虫、风疹病毒以及单纯疱疹Ⅰ型和Ⅱ型), 病毒性肝炎(甲型、乙型、丙型、丁型、戊型肝炎), 性病(梅毒、淋病、非淋菌性尿道炎、生殖器疣、艾滋病), 流感病毒等。

167. 病毒性肝炎会引起母婴传播吗?

答: 五型肝炎中甲型和戊型是经粪-口传播的, 乙型、丙型、丁型是经血液传播的。在母婴传播中乙型肝炎(乙肝)最严重。HBsAg阳性的孕妈妈的婴儿的感染率达40%以上。HBeAg阳性的孕妈妈的婴儿的感染率极高。母婴传播中一般有3条途径感染乙型肝炎，其一是乙肝病毒通过胎盘感染胎儿，其二是分娩时胎儿吸入含乙肝病毒的分泌物，其三是授乳时吸入含乙肝病毒的乳汁。

图10.1为乙型肝炎的传播途径。

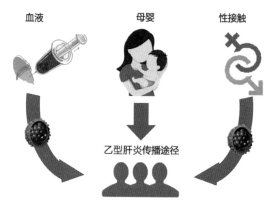

图 10.1　乙型肝炎的传播途径

168. 能预防乙肝的母婴传播吗?

答：孕前检查乙肝DNA或乙肝三系。有报道，乙肝DNA阳性或HBsAg和HBeAg双阳性的孕妈妈，以乙肝免疫球蛋白（HBIG）合用乙肝疫苗的效果较好，对新生儿乙型肝炎病毒感染的保护率达97%以上。也有报道，在分娩及分娩前使用乙肝免疫球蛋白，以降低孕妈妈体内的乙型肝炎病毒的含量，阻断孕期和分娩过程的乙肝的母婴传播。

169. 梅毒会引起母婴传播吗?

答:梅毒是由梅毒螺旋体引起的传染病。妊娠期发生的活动性梅毒或潜伏梅毒为妊娠梅毒,梅毒螺旋体从母体血液经胎盘及脐静脉进入胎儿体内,造成死产、流产或梅毒儿(先天梅毒)。患梅毒的妇女未经治疗不能结婚、怀孕,已妊娠的妇女在妊娠早期应接受充足的治疗,以防止胎儿被感染梅毒。

170. 淋病会引起母婴传播吗?

答:淋病是由奈瑟氏淋球菌引起的传染病。孕妈妈患淋病时,其新生儿有5%～28%患淋病,一般为出生后1～2天发病,可表现为眼炎,可致失明;少数可发生播撒性淋球菌感染,从而引起败血症和脑膜炎。

171. 影响优生的物理因素有哪些?

答:物理因素是指人们在日常生活和工作中所处的气象条件、辐射、噪声和振动等,包括高温,低温,高气压,低气压,α、β、γ射线,噪声,振动,高频电磁波,微波等。致畸的主要的物理因素是辐射(如X射线和其他射线),辐射可引起染色体畸变而使胎儿发生畸形。

172. 影响优生的职业因素有哪些?

答：长时间的立位作业、坐位作业、蹲位作业、视力紧张、脑力活动紧张、工作时间过长、过度劳累、休息制度不合理、工作安排不当、劳动者的心理状态不良、心理压力大、精神过度紧张、从事有害身体的工作。

173. 影响优生的化学因素有哪些?

答：包括工业生产中的原料、产品、中间产品及废弃物，主要有农药（敌敌畏、敌百虫、有机氯、有机汞、苯氧酸类除草剂、二溴氯丙烷、敌枯双等），重金属（铅、汞、铊、镉、砷等），高分子化合物（氯、汽油、烟碱、苯胺、甲醛、有机氯、氯乙烯、氯丁二烯、氰化物、氮氧化物、一氧化碳、二氧化碳、二硫化碳、丙烯腈等），麻醉剂的废气等。

174. 影响优生的母体健康因素有哪些?

答：母体营养不良、妊娠时患发热性疾病、糖尿病、酒精中毒、苯丙酮尿症、甲状腺功能亢进或者低下、癫痫（与使用抗癫痫药物有关）等。

175. 影响优生的胎盘因素有哪些?

答：胎盘发育不良可致胎儿缺氧、胎盘供血不足等；前置胎盘、胎盘早剥、帆状胎盘等，都可能不同程度地影响优生优育。

176. 缺氧对优生的影响有哪些?

答：胎盘因素缺氧、母体缺氧、母体疾病、职业中毒、分娩异常等引起的缺氧，均可影响胚胎或胎儿的发育，特别是对中枢神经系统会造成不可恢复的损伤。

177. 环境毒性与自然流产的关系是什么?

答：在化学毒物的影响下，受精卵未发育即死亡或胚泡未着床即死亡，或着床后生长发育到一定的阶段死亡，然后经子宫自然排出，即出现自然流产。胚胎死亡流产常与胚胎发育异常同时发生。

178. 影响胎儿发育和致畸的主要因素有哪些?

答：文献报道有600多种药物和有毒化学物质能通过胎盘，影响胎儿发育和致畸。常见的毒物如铅、苯、汞、磷、汽油、烟碱、有机氯、氯乙烯、氯丁二烯、二硫化碳、一氧化碳等，可引起染色体畸变、基因突变、不孕、自然流产、死胎、畸胎及其他的出生缺陷。有报道，在儿童中发现的许多肿瘤是由于胚胎时接触过致癌物质所致。

179. 与妊娠高血压疾病相关的化学因素是什么?

答：有报道，接触二硫化碳、汽油、苯、甲苯、二甲苯、三氯乙烯等较多的女性，易有妊娠高血压疾病。

180. 与胎儿宫内窘迫相关的化学因素是什么?

答：有报道，接触 β-内酰胺、甲醛、烟碱、有机氯等较多的女性，易有胎儿宫内窘迫。

181. 与流产、早产和分娩无力相关的化学因素是什么?

答：有研究表明，铅可提高离体子宫的紧张度；汽油可提高子宫肌的收缩频率和紧张度，使接触这两种物质的女性的流产率和早产率增加。此外，β-内酰胺及二氧化碳可使分娩活动无力；敌百虫可使胎盘组织维生素C和糖原减少，从而可影响胎盘功能，进而影响胎儿发育。

182. 含有毒化学物质的母乳喂养对婴儿健康的影响是什么?

答: 婴儿的某些发育过程尚未完成, 对有毒物质缺乏免疫力。有报道, 铅、汞、钴、氟、溴、碘、苯、二硫化碳、多氟联苯、烟碱、有机氯、三硝基甲苯等毒物可从乳汁排出, 致婴儿中毒。苯、氟等各种有机溶剂的过量接触, 可使母亲乳汁减少及婴儿拒乳与有氟斑牙、代谢紊乱、智力和骨骼发育不良等。

183. 怎样预防日常生活中摄入高氟?

答: 防止维生素C缺乏, 少饮茶 (茶中含氟), 不用含氟牙膏和药物, 改变室内直接燃煤及烘烤的习惯, 避免摄入高氟, 远离高氟区。

184. 怎样避免接触常见的有毒化学物?

答: 化工、塑料等多种工业可产生汞、氯乙烯、多氯联苯、除草剂、杀虫剂、有机氯农药、铅等有毒物质, 污染空气、水土、食物、海产品及生活用品等, 孕妈妈应避免接触污染源。

185. 怎样预防铅中毒?

答:孕妈妈应避免进入交通频繁的环境以减少含铅汽油的吸入;避免接触用含铅油漆装修的墙壁;不食松花、爆米花、冰棍、酸性罐头等含铅食品;不使用锡合金餐饮用具、着色塑料袋、玩具及文化用品。

186. 农药对胎儿有何毒性作用?

答:研究发现,有30多种农药对实验动物有发育毒性和致畸等作用,包括有机磷、有机氯、甲基汞、杀虫剂、杀菌剂、除草剂等。有些农药有明显的体内蓄积效应,可通过胎盘、授乳而致毒害,对人体的影响常常自第二代甚至第三代时才开始出现,孕妈妈及备孕期女性应避免接触可能被农药污染的食物、水土、空气、动物、生活场所及生活用品等。

187. 已知对胎儿有不良影响的药物有哪些?

答:大多数的抗肿瘤药、抗结核药、激素类和活疫苗等在孕早期(致畸敏感期)使用均有致畸危险,如氨基蝶呤、巴比妥、氯霉素、氯磺丙脲、可的松、安定、卡那霉素、己烯雌酚、乙醇、海洛因、碘、美沙酮、甲睾酮、炔诺

酮、苯妥英、丙硫氯嘧啶、四环素、三美沙酮、丙酮苄羟香
豆素等。对于已知有害的药物，必须引起注意，不将其用于
妊娠期。

188. 已知致畸的药物有哪些?

答：常见致畸的药物有酒精、反应停、叶酸拮抗剂、
维生素A同质异构物及性甾体激素（己烯雌酚和炔诺酮）。

189. 妊娠期忌用的药物有哪些?

答：口服避孕药片、某些活病毒疫苗（如风疹疫苗）、
放射性碘、三美沙酮（治疗小癫痫发作的抗惊厥药）以及某
些合成的甾体激素（如舒经酚），都是孕妈妈禁用的药物。

190. 孕妈妈受 X 线照射后会影响胎儿吗?

答：怀孕3个月前是人类胚胎各器官形成的时期，应
避免受0.1Gy（10rad）以上X线照射，否则可发生流产、死
胎、神经系统缺陷、小头畸形、智力低下、脊柱和眼缺陷、
腭裂和严重的四肢畸形。3个月后虽然大部分的器官已形
成，但牙齿、生殖腺及中枢神经系统还在继续发育中，此
时也应避免X线检查。但在怀孕晚期，拍一张骨盆片约有

10 ~ 30mGy（1 ~ 3rad），一般不会影响胎儿。

191. 因X线照射而终止妊娠的指征是什么？

答：怀孕4个月前受X线照射剂量超过100mGy（10rad）时，可适当考虑医疗性人工流产；当照射剂量为50 ~ 100mGy（5 ~ 10rad）时，必须存在其他指征，方可考虑终止妊娠；当照射剂量在50mGy（5rad）以下时，不构成医疗性流产指征。

192. 超声检查对胎儿有影响吗？

答：B型超声波是最常用的产前检查手段，人们一直认为是绝对安全的，但近年的研究表明需慎用超声检查。美国食品和药物管理局建议，除非确实存在医学上的理由，怀疑妊娠可能出现问题，否则不宜用超声波作常规检查。我国有学者还建议，在超声检查中，应尽量使用小频率和小强度，缩短辐射时间，严格遵守超声检查的适应证，尽量避免孕早期不必要的超声检查，确保下一代的健康。

193. 噪声会影响胎儿的健康吗？

答：动物实验已证实，噪声是畸形的诱发因子。其机制是噪声刺激母体的丘脑下部、垂体卵巢轴，使母体内部激素发生变化，影响卵巢的成熟过程，进而影响受精卵的发育。有报道，机场附近的人患精神病、分娩低体重儿、有死产率和有出生缺陷儿的频率高。但除噪声外，也不排除飞机排气中的重金属微粒及汽车废气的影响。

194. 高热对胎儿有致畸作用吗?

答：有报道，高热可能是人类出生缺陷的原因之一，与新生儿脑发育缺陷有明显的关系，导致出生后智力低下。此外，还有流产、死产的发生率增多。将妊娠动物置于高温下可引发中枢神经系统畸形，如神经管缺陷、小头畸形、面部异常。高温诱发出生缺陷与胚胎发育阶段、高热程度、持续时间和个体敏感性有关。

195. 怎样预防高热对胎儿的致畸作用?

答：避免高温季节怀孕；孕期避免长时间的热水浴（在40 ~ 45℃浸泡会引起流产或胎儿畸形）；避免使用电热毯，以免电场对胚胎产生危害而增加流产或畸形的发生率。男性使用热水浴也会造成不育，男性使用电热毯的温度太高可使阴囊温度升高，损伤精子，影响生育。

196. 吸烟会影响优生吗?

答: 吸烟者的尼古丁、CO、硫氰酸盐、铅、镉等对胎儿有毒害作用, 可引起宫内发育迟缓、自然流产、围产期死亡率和先天畸形发生率增高、影响儿童体格和智力发育以及有致子代癌症的危险。此外, 男性吸烟可增加精子形态异常、降低精子的数量和活动能力。

197. 饮酒会影响优生吗?

答: 乙醇是常见的致畸物, 可使卵巢、子宫和输卵管萎缩, 孕期合并症有胎盘早剥、胎膜早破、胎粪污染以及流产、围产期死亡、低体重儿、过熟儿和低智儿增加, 孕期饮酒可使子代患白血病和低智, 致胎儿酒精综合征(发育迟缓、中枢神经系统机能障碍、面部形态异常, 其他如心血管系统、泌尿生殖系统、皮肤肌肉骨骼系统发育异常)。此外, 男性饮酒可致维生素A和锌缺乏, 导致睾丸萎缩、性欲降低、阳痿、精子活动力降低和无精子症。

198. 咖啡因会影响优生吗?

答: 可口可乐是风靡世界的现代饮料, 含有50 ~ 80mg/350mL的咖啡因。给孕鼠饮用咖啡因, 可引起子代腭裂、趾脚畸形、脊柱裂、露脑、无下颌、无眼矮小、骨骼发育不良。有报道，与香烟和酒精饮料相比，咖啡因是导致妊娠初期流产的主要原因。我国有饮茶习惯，茶叶中有多种有益成分，但也含有咖啡因，因其对胎儿的敏感性高，应提倡孕妈妈不饮浓茶。

199. 孕期需要哪些营养？

答：（1）蛋白质和热量：是胎盘、胎儿发育的基础物质。

（2）钙：供骨骼和牙齿发育之用，缺钙易患佝偻病，使其体重下降。奶及奶制品、芝麻及虾皮均含有丰富的钙，绿叶蔬菜、豆类含钙较多。

（3）铁：缺铁易患贫血，影响抵抗力、生长发育和易感染。动物的肝脏和肉是铁的良好来源。

（4）锌：锌与DNA及核酸的合成有关，缺锌易引起脑、骨骼、软组织、循环系统、呼吸系统、生殖系统、泌尿系统畸形。动物食品、豆类、谷类均含有较多的锌，但孕妈妈对谷类的锌吸收较差。

（5）锰：锰对骨骼、神经、智力等的发育有重要作用，缺锰易出现一种以平衡失调为特征的遗传病，如先天性共济失调和运动失调，易发生搐搦及癫痫等。谷类含锰较多，坚果、豆类、绿叶菜类含有一定量的锰。

（6）维生素A：缺乏和过量均有致畸作用。维生素A只存在于动物性食品，如肝脏、蛋黄、乳类，但有色蔬菜，如胡萝卜、菠菜、豌豆苗含有类胡萝卜素，具有类似活性。

（7）维生素D：与钙的吸收有关，缺乏时易患佝偻病。维生素D的主要来源是动物肝脏、鱼肝油和蛋类，其重要来源是日光照射皮肤（晒太阳）。

（8）维生素E：维持生殖系统的正常功能，缺乏时睾丸、卵巢功能下降，致死胎和畸形。维生素E的食物来源是植物油、谷类、蛋类和新鲜蔬菜。

（9）维生素C：缺乏时易早产，与骨骼、牙齿、造血系统的发育及抵抗力相关。但过量摄入对妊娠和胎儿发育并无好处。维生素C广泛存在于新鲜蔬菜、水果中。

（10）维生素B_2：也称为核黄素，为多种酶的组成部分，缺乏时易引起畸胎、死胎或早产。核黄素的含量在肝、肾、乳类、蛋类等动物性食品中较高，植物性食品中以豆类较高。

（11）维生素B_6：也称为吡哆醇，为多种重要酶的辅酶，与物质代谢关系密切，缺乏时易致死胎和畸胎。维生素B_6的来源是谷类、豆类与肉类。

（12）叶酸：有报道，叶酸缺乏时易致畸和神经管缺陷，孕妈妈易贫血，贫血严重时可引起流产、死产、新生儿死亡、妊娠高血压疾病、胎盘早剥及产后出血。怀孕的最初4周，孕妈妈特别需要摄入足够的叶酸，而这个时期刚好易出现妊娠反应，进食量少，因此，极易出现叶酸缺乏，故应在妊娠早期补充叶酸。叶酸的食物来源是肝、肾和绿色蔬菜。其吸收和利用与相关的酶有关，补过多的叶酸也是有害的。

200. 孕期应怎样安排合理的营养?

答：营养要合理、平衡。营养要足够，既不多，也不少，营养素之间还要有合理的平衡比例。怀孕后期胎儿发育快，孕妈妈应多食用动物性食品（含 B 族维生素和动物蛋白）。黄豆所含的蛋白质的质量好、所含的无机盐及 B 族维生素也较多，值得食用。孕妈妈还应多食新鲜蔬菜，以及根据需要补充铁、钙、维生素 A、维生素 D 等。很多营养成分缺少或补过多都不利于胎儿的健康发育。

参考文献

1. 贺林.常见出生缺陷产前诊断的行业规范与诊断指南.北京：人民卫生出版社，2013.

2. 梁国珍.优生优育百问百答.北京：人民军医出版社，2003.

3. 严仁英.实用优生学.北京：人民卫生出版社，1997.

4. 严英榴，杨秀雄，沈理.产前超声诊断学.北京：人民卫生出版社，2002.

5. 邬玲仟，张学.医学遗传学.北京：人民卫生出版社，2016.

6. AUBREY M,JEFF M M.胎儿遗传性疾病.边旭明，译.北京：人民卫生出版社，2013.

7. MARK I E,MARK P J,YUVAL Y,et al.产前诊断.段涛，胡娅莉，吕时铭，译.北京：人民卫生出版社，2010.